Fischer, Hofmann

Ernährung bei Depression

• maudrich.gesund essen

Hanna Fischer, Julia Hofmann

Ernährung bei Depression

maudrich

TREE FOR TITLE
Mit der Erscheinung dieses Buches haben wir zusammen mit der Druckerei FINIDR einen neuen Baum gepflanzt.

FSC www.fsc.org MIX
Papier aus verantwortungsvollen Quellen
FSC® C014138

Bibliografische Information der Deutschen Nationalbibliothek
Die Deutsche Nationalbibliothek verzeichnet diese Publikation in der Deutschen Nationalbibliografie; detaillierte bibliografische Daten sind im Internet über http://dnb.d-nb.de abrufbar.

Bildnachweis:
S. 6, 8, 11, 14, 15, 16, 18, 20, 22, 24, 25, 26, 28, 30 oben, 37, 40, 41, 44, 47, 62, 66: stock.adobe.com
S. 10, 30 unten, 31, 34: istockphoto.com
S. 19, 43, 48: Florian Spielauer aus Grafiken von pixabay.com
S. 52, 56, 70, 74, 78, 82, 88, 96, 106: Victoria Posch und Esther Karner, Wien

Lektorat: Katharina Schindl, Wien
Satz: Florian Spielauer, Wien
Umschlagbild: Victoria Posch und Esther Karner, Wien
Covergestaltung: Facultas nach einem Entwurf von Jose Coll, studiob.a.c.k.
Druck: finidr
Printed in the E. U.
ISBN 978-3-99002-148-4
e-ISBN 978-3-99111-615-8

INHALTSVERZEICHNIS

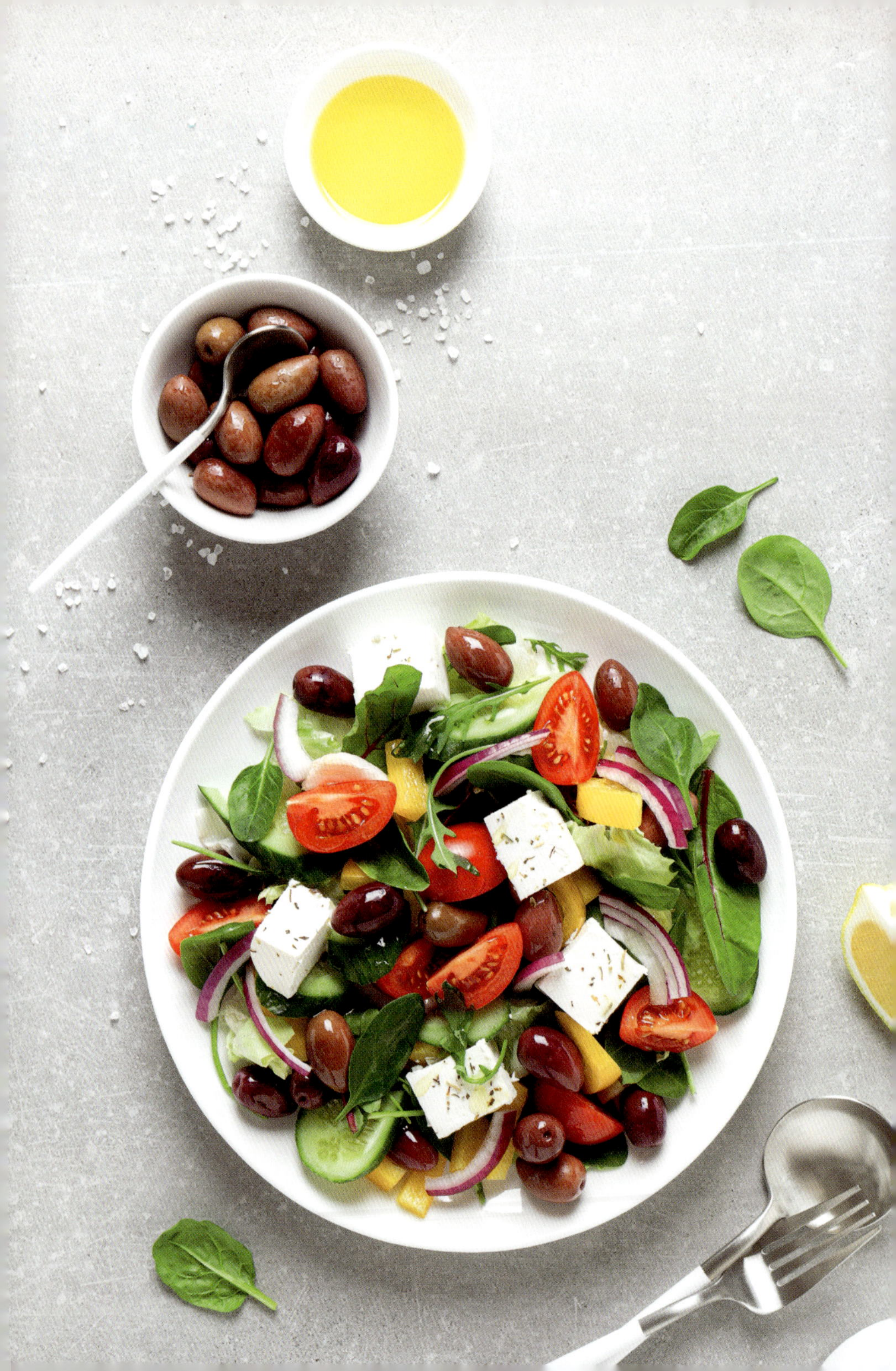

VORWORT

Bis heute gelten Depressionen für viele Menschen als Tabuthema. Doch durch unsere schnelllebige Zeit steigt die Häufigkeit dieser Erkrankung und sie gewinnt zunehmend an medizinischem Interesse. Im Fokus der Forschung steht seit einiger Zeit die sogenannte „Darm-Hirn-Achse", eine Nervenbindung zwischen Darm und Gehirn.

So sprechen wir heutzutage nicht mehr nur von unserem „Kopfhirn", sondern gehen vielmehr unserem „Bauchgefühl" nach. Wir hören also auf unser „Bauchhirn". Unser Darm besitzt seinen eigenen Komplex aus mehr als 100 Millionen Nervenzellen, welcher in regelmäßigem Austausch mit jenem unseres Gehirns steht.

Mittlerweile wissen wir, dass der Darm sogar um einiges mehr mit unserem Gehirn kommuniziert als umgekehrt.

Unsere Körpermitte hat demnach einen verblüffend großen Einfluss auf unser Denken und Fühlen. Daher kommt es nicht von ungefähr, dass wir Menschen unsere Emotionen dort spüren. So haben wir zum Beispiel Schmetterlinge im Bauch, wenn wir verliebt sind, oder ein flaues Gefühl im Magen bei wichtigen Entscheidungen.

Umso wesentlicher scheint es, den Darm und seine Bakterienflora mit gesunder Nahrung zu stärken. Genau bei diesem Aspekt möchten wir Ihnen mit diesem Buch behilflich sein. Wir wollen Ihnen einen Überblick über die Nahrung und deren Auswirkungen auf Ihr Wohlbefinden geben, den Begriff „Mikrobiom" näher erläutern und nicht zuletzt die wichtigsten Ernährungstipps bei seelischen Tiefs liefern. Das Buch soll Ihnen – neben der Betreuung durch Ihre/n Ärzt:in – als Helferlein im Alltag dienen, um Ihren Körper bestmöglich mit allen wichtigen Nährstoffen zu versorgen. Kurze, knackige Rezepte sollen Ihnen Ideen liefern.

Wir wünschen Ihnen spannende Lesestunden und viel Erfolg und Genuss beim Ausprobieren der Rezepte!

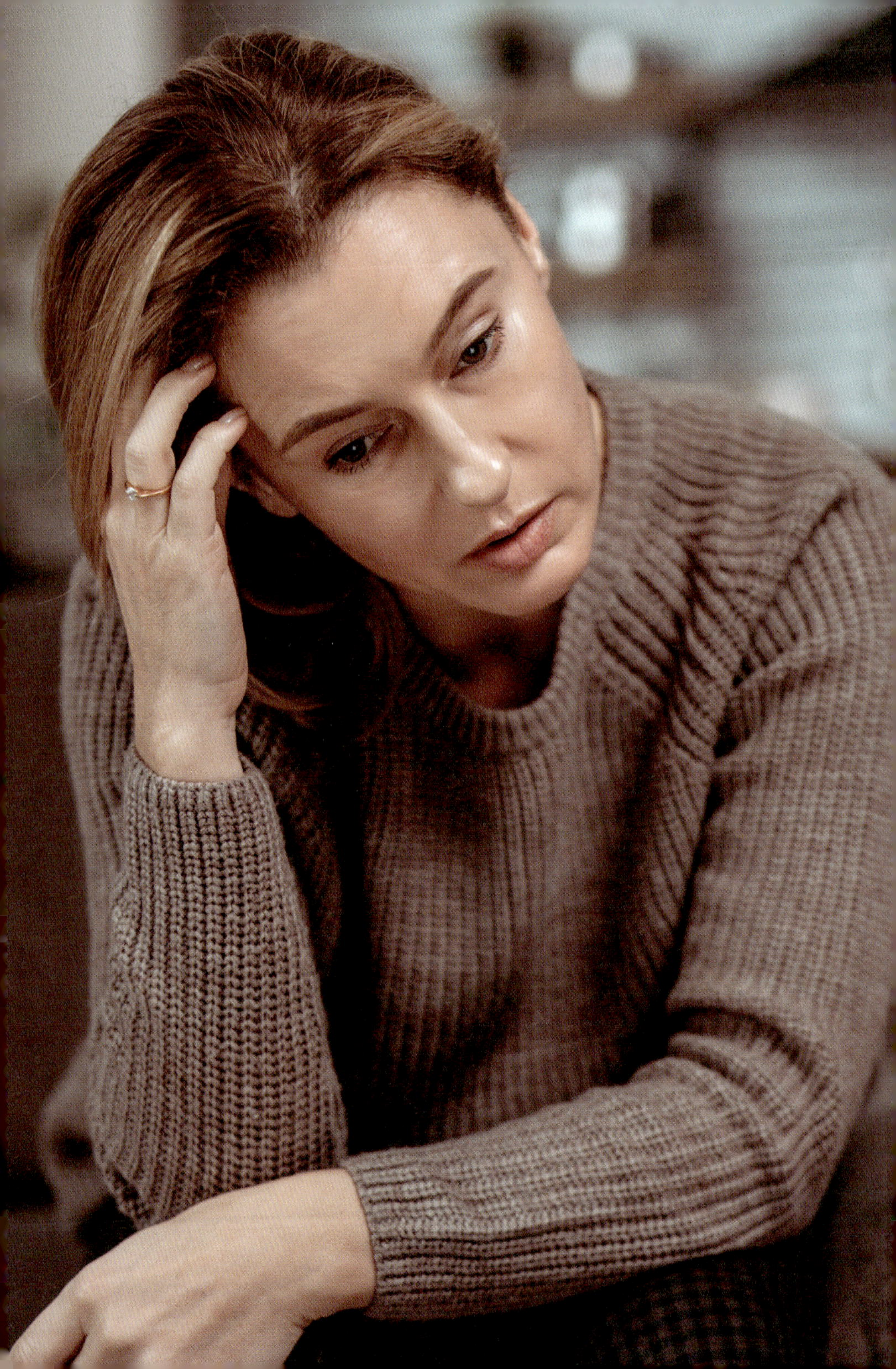

DAS KRANKHEITSBILD DEPRESSION

Depressionen zählen weltweit zu den häufigsten psychischen Erkrankungen. Laut Schätzungen der WHO (Weltgesundheitsorganisation) aus dem Jahr 2019 leiden rund 25 % der europäischen Bevölkerung an Depressionen und Angstzuständen. Aktuelle Umfragen gehen davon aus, dass durch die Covid-19-Pandemie die Häufigkeit von depressiven Zuständen noch deutlich zugenommen hat. Aufgrund der Tatsache, dass psychische Erkrankungen bis heute als Tabuthema angesehen werden, wird vermutet, dass wesentlich mehr Menschen als bisher angenommen von Depressionserkrankungen betroffen sind.

Depressionen gehören zu den häufigsten und mit Blick auf die Schwere am meisten unterschätzten Erkrankungen weltweit.

Entstehung und Risiken

Was sind Depressionen und wie entstehen sie?

Der Begriff „Depression“ leitet sich vom lateinischen Wort „deprimere“ (= niederdrücken) ab. Depressionen sind psychische Störungen, welche durch vermehrte Traurigkeit, Interessenlosigkeit, Antriebslosigkeit und Müdigkeit sowie einen Verlust von Genussfähigkeit charakterisiert sind. Der Unterschied zu üblichen Stimmungsschwankungen oder kurzen Launen durch Herausforderungen im Alltag ist, dass Depressionen intensiver sind, über einen längeren Zeitraum andauern und aus unterschiedlichsten Gründen auftreten können. Eine schwere Depression kann im schlimmsten Fall zum Selbstmord führen.

Welche Risikofaktoren für die Entstehung von Depressionen gibt es?

In der Regel entstehen Depressionen aus dem Zusammenwirken vieler Faktoren. Durch die Komplexität der Erkrankung ist es im Einzelfall meist nicht leicht, die Ursache zu finden. Eine genetische Veranlagung, neurobiologische Störungen und bestimmte Entwicklungs- und Persönlichkeitsmerkmale werden aktuell in den meisten Depressions-Erklärungsmodellen als Basis genannt.

Beispiele für Risikofaktoren sind:

- familiäre Vorbelastungen
- bestimmte Persönlichkeitsmerkmale (z. B. eine geringe Toleranz gegenüber seelischen und körperlichen Belastungen)
- belastende Faktoren wie Stress, Armut, Gewalterfahrung, Arbeitslosigkeit ...
- unverarbeitete Erlebnisse (Verlust, Traumata)
- weibliches Geschlecht
- fehlendes familiäres Umfeld und fehlende Unterstützung
- Mangel an Neurotransmittern (Botenstoffen) wie Serotonin, Noradrenalin und Dopamin

Was kann man tun, um das Risiko für die Entstehung einer Depression zu reduzieren?

Aufgrund der vielen Einflüsse ist es generell nicht möglich, einer Depression verlässlich vorzubeugen. Dennoch gibt es bestimmte Faktoren, die einen Menschen vor seelischen Tiefs schützen können:

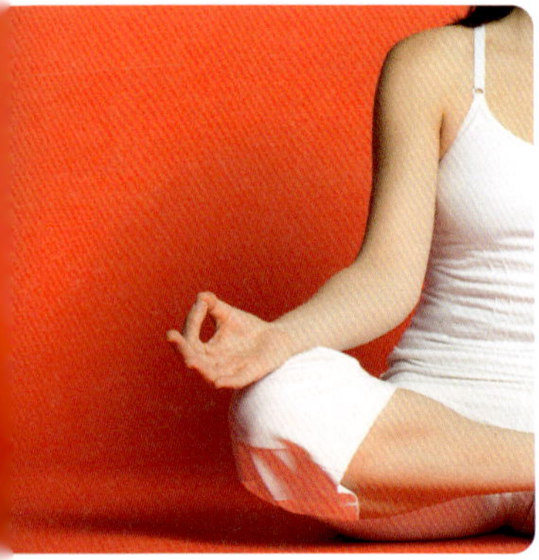

- stabile Familiensituation und intakter Freundeskreis
- gesunde Ernährung
- Bewegung
- ausreichend Schlaf
- Nikotinverzicht
- gesunder Umgang mit Alkohol
- materielle Sicherheit
- emotionales Wohlbefinden, Selbstvertrauen und persönliche Wertschätzung

Wie erkenne ich, ob ich von einer Depression betroffen bin?

Eine Depression zu erkennen ist nicht immer einfach. In vielen Fällen bestehen stark unspezifische Symptome, sodass viele Patient:innen zunächst eine körperliche Erkrankung vermuten. Zudem fällt es den Betroffenen meist schwer, über ihr Befinden zu sprechen. So vergeht oftmals eine lange Zeit, bis der Entschluss getroffen wird, ärztliche Hilfe zu suchen.

Beschwerden, die auf eine depressive Stimmung hinweisen können

- Abnahme von Motivation und zunehmende Lustlosigkeit
- allgemeine körperliche Abgeschlagenheit, Mattigkeit
- Schlafstörungen (Ein- und Durchschlafstörungen)
- Appetitstörungen, Gewichtsverlust, Verdauungsbeschwerden wie Verstopfung oder Durchfall
- zunehmend depressive Stimmungslage, Gefühl von Wertlosigkeit
- diffuser Kopfschmerz, Muskelverspannungen und unspezifische Nervenschmerzen
- Druckgefühl in Hals und Brust, Globusgefühl („Kloß im Hals")
- funktionelle Störungen von Herz und Kreislauf (z. B. Herzrhythmusstörungen, Ohnmachtsanfälle), Atmung (z. B. Atemnot), Magen- und Darmbeschwerden
- Schwindelgefühle, Flimmern vor den Augen, Sehstörungen
- Libidoverlust, Ausbleiben der Menstruation, Impotenz, sexuelle Funktionsstörungen
- Gedächtnisstörungen

Wie und von wem wird eine Depression diagnostiziert?

Wer an sich oder an Freund:innen, Familienmitgliedern oder Bekannten Anzeichen einer Depression bemerkt, die länger als zwei Wochen andauern, sollte nicht zögern und sich Hilfe holen beziehungsweise der betroffenen Person eine solche Hilfe bieten. Ein offenes Gespräch unter Vertrauten bzw. mit dem/der Ärzt:in des Vertrauens stellt hierbei den ersten wichtigen Schritt dar.

Je früher eine Depression erkannt wird, desto wahrscheinlicher ist der Erfolg der Behandlung.

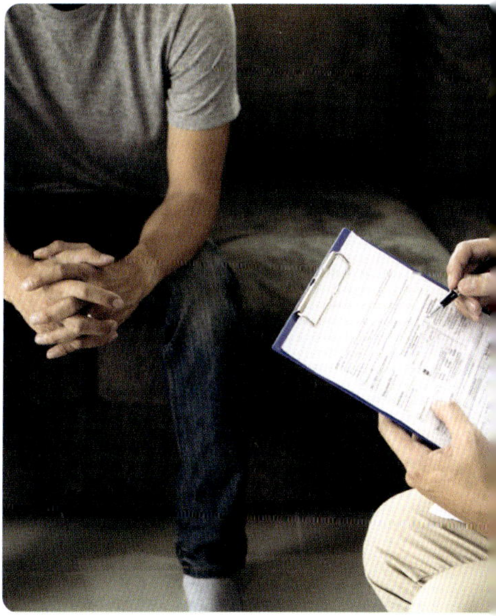

Wohin kann ich mich im Verdachtsfall wenden?

Wie bereits erwähnt, kann das soziale Umfeld die erste Anlaufstelle sein. Um jedoch eine gezielte Behandlung zu erhalten, ist es unumgänglich, sich auch ärztliche Unterstützung zu holen.

Folgende Stellen bieten sich an:

- Hausärzt:innen, Fachärzt:innen für Innere Medizin, Diplom-Mediziner:innen
- Fachärzt:innen für Psychiatrie und Psychotherapie bzw. Nervenheilkunde
- Fachärzt:innen für Psychosomatische Medizin und Psychotherapie
- Ärzt:innen mit Zusatzbezeichnung Psychotherapie und Psychoanalyse; Psychologische Psychotherapeut:innen

Wie stellt der/die Ärzt:in die Diagnose?

Wie bei jeder Erkrankung wird der/die Ärzt:in zunächst einige Untersuchungen durchführen.

Basis einer Diagnose stellt ein umfassendes Gespräch zwischen Ärzt:in und Patient:in dar. Der/die behandelnde Ärzt:in wird hierbei eine detaillierte Anamnese (= die Erfragung von allen medizinisch relevanten Informationen) durchführen. Dafür können standardisierte Fragebögen eingesetzt werden.

Für eine sichere Diagnose sollen zudem Erkrankungen mit einer ähnlichen Symptomatik ausgeschlossen werden. Aus diesem Grund wird eine körperliche – neurologische und internistische – Untersuchung gemacht.

Formen, Verlauf und Schweregrade

Um die Diagnose, die Einteilung der Ausprägung und des Verlaufs von Depressionen definieren zu können, steht Ärzt:innen das internationale Klassifikationssystem ICD-10 zur Verfügung. Darin werden Anzeichen für das Vorhandensein von psychischen Störungen genau definiert.

Das **ICD** (International Classification of Diseases, Internationale statistische Klassifikation der Krankheiten und verwandter Gesundheitsprobleme) wurde von der WHO herausgegeben und liegt derzeit in der zehnten Version vor. Es umfasst alle anerkannten Krankheiten und ist das aktuell wichtigste Klassifikationssystem weltweit. Kapitel V (F) kategorisiert alle psychischen Störungen. Das ICD ist das für die klinische Praxis und auch für die Kassenabrechnungen relevante Instrument.

Als Hauptsymptome einer Depression gelten nach ICD-10

- depressive, gedrückte Stimmung
- Interessenverlust und Freudlosigkeit
- Antriebslosigkeit und Müdigkeit

Häufige Zusatzsymptome sind nach ICD-10

- verminderte Konzentration und Aufmerksamkeit
- vermindertes Selbstwertgefühl und Selbstvertrauen
- Schuldgefühle und Gefühle von Wertlosigkeit
- negative und pessimistische Zukunftsaussichten
- Selbstmordgedanken, erfolgte Selbstverletzung oder Selbstmordhandlungen
- Schlafstörungen
- verminderter Appetit

Formen und Verlauf

Depressionen werden im Allgemeinen nach dem Schweregrad sowie nach der Dauer und dem Verlauf der Erkrankung eingeteilt.

Einteilung nach dem Verlauf: Um eine entsprechende Diagnose stellen zu können, muss eine depressive Episode mindestens 14 Tage angedauert haben. Hinsichtlich des Verlaufs ist relevant, ob die depressive Phase chronisch, also anhaltend, verläuft oder ob sie in wiederholten Phasen (rezidivierend) auftritt.

Einteilung nach dem Schweregrad: Im ICD-10 werden Depressionen in eine leichte, mittelgradige und schwere Ausprägung unterteilt. Die Einteilung richtet sich nach der Erfüllung der definierten Haupt- oder Zusatzsymptome.

Schweregrade

Depressionen werden anhand ihrer Stärke in leichte, mittelgradige und schwere Depressionen unterteilt. Von **leichten Depressionen** sprechen Ärzt:innen, wenn zwei der Hauptsymptome (z. B. gedrückte Stimmung und erhöhte Ermüdbarkeit) und zwei Zusatzsymptome (z. B. Schlafstörungen und verminderte Konzentration) auftreten. Bei **mittelgradigen Depressionen** liegen zwei Hauptsymptome und mindestens drei bis höchstens vier Zusatzsymptome vor. Bei Vorhandensein von allen drei Hauptsymptomen sowie mindestens vier weiteren Symptomen liegt eine **schwere Depression** vor.

Behandlungsmöglichkeiten

Depressionen können bei der Mehrheit der Patient:innen erfolgreich behandelt werden. Die beiden wichtigsten Säulen sind die medikamentöse Therapie („Pharmakotherapie“) und die Psychotherapie. Auch eine Kombination beider Behandlungsstrategien ist möglich.

Psychotherapie

Ziel der Psychotherapie ist es, die Symptome zu lindern bzw. zu beseitigen, ungünstige Verhaltensmuster und Einstellungen zu ändern sowie die persönliche Entwicklung und Gesundheit zu fördern.

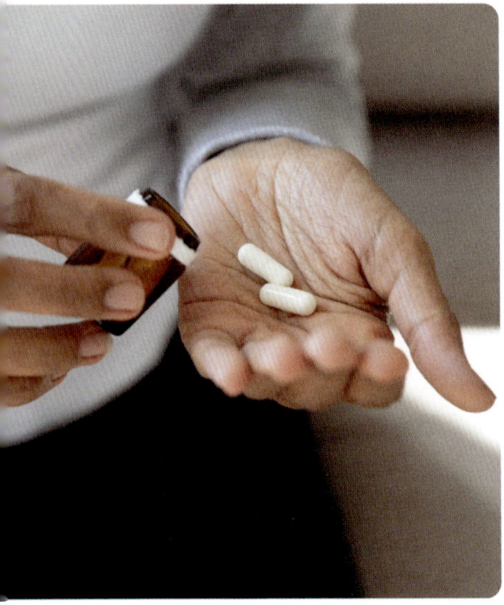

Medikamentöse Therapie mit Antidepressiva

Antidepressiva sind stimmungsaufhellende Medikamente, welche v. a. bei schweren Depressionen meist unverzichtbar sind. Für die medikamentöse Behandlung ist es wichtig, dass diese gut zwischen Ärzt:in und Patient:in abgestimmt wird, um die Wirkung und mögliche Nebenwirkungen kontrollieren zu können. Antidepressiva brauchen oftmals bis zu zwei Wochen, bis sie ihre Wirkung erreichen, und sollten keinesfalls ohne Rücksprache mit dem/der Ärzt:in abgesetzt werden. Zudem muss beachtet werden, dass Antidepressiva lediglich Symptome, jedoch nicht die Ursache der Erkrankung behandeln.

Neben den genannten Therapien werden in der Behandlung von Depressionen auch weitere Methoden eingesetzt: Elektrokonvulsionstherapie, Licht- oder Wachtherapie, Sport- und Bewegungstherapie, Ergotherapie, künstlerische Therapie sowie begleitende ernährungstherapeutische Intervention.

Elektrokonvulsionstherapie

Die Elektrokonvulsionstherapie (oder Elektrokrampftherapie, EKT) ist ein Verfahren, das insbesondere bei schweren und therapieresistenten Depressionen zum Einsatz kommt. Bei der EKT wird der/die Patient:in in eine kurze Narkose versetzt. In Zusammenarbeit des behandelnden Psychiaters bzw. der behandelnden Psychiaterin mit einem/einer

Anästhesist:in werden über Elektroden auf der Kopfhaut kurze Stromimpulse abgesetzt. Diese lösen dabei einen therapeutischen und für den/die Patient:in meist nicht spürbaren Krampfanfall aus. Dadurch sollen hirneigene Mechanismen aktiviert und gestörte Signalübertragungen wiederhergestellt werden. Die EKT wird im deutschsprachigen Raum im Vergleich zu anderen Ländern wie Australien, Großbritannien oder den USA noch selten eingesetzt.

Lichttherapie

Die Lichttherapie kommt vor allem bei saisonal abhängigen Depressionen (z. B. Winterdepression) zum Einsatz. Bei dieser Therapieform werden Patient:innen über eine Lichttherapielampe mit weißem Kunstlicht bestrahlt, bei dem der UV-Anteil herausgefiltert wurde. Die Dauer der Therapie beträgt mindestens eine halbe Stunde pro Tag. Idealerweise wird die Behandlung morgens nach dem Aufstehen durchgeführt.

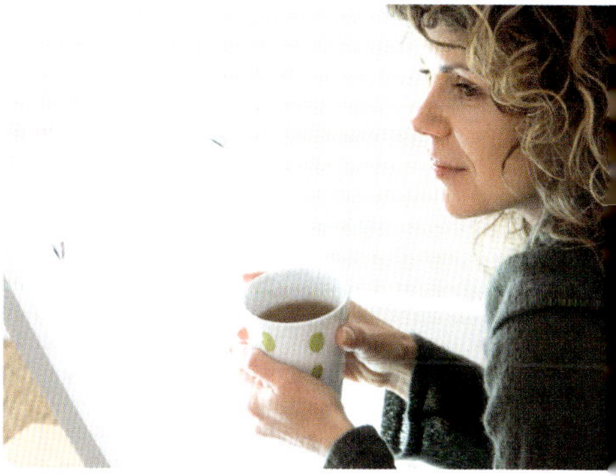

Wachtherapie

Unter Wachtherapie (auch „Schlafentzugstherapie“ genannt) versteht man einen therapeutischen Schlafentzug. Bei diesem werden die Patient:innen im Rahmen eines stationären Aufenthalts bewusst die zweite Nachthälfte oder eine ganze Nacht lang wach gehalten. Der Schlaf soll auch am darauffolgenden Tag nicht nachgeholt werden. Durch diese Art von Therapie soll der Schlaf-Wach-Rhythmus wiederhergestellt werden, weshalb vor allem starke Schlafstörungen damit behandelt werden. Bei den meisten Patient:innen kann im Rahmen dieser Behandlung eine vorübergehende Besserung der Stimmung sowie des Antriebs erzielt werden.

Ergotherapie

Die Ergotherapie stellt den Erhalt der Handlungsfähigkeit und die Bewältigung des Alltags des/der Einzelnen in den Vordergrund. Ergotherapeut:innen setzen hierbei Aktivitäten und Maßnahmen ein, mit denen die Patient:innen in der Bewältigung des beruflichen Lebens, der Haushaltsführung oder Ausbildung und Freizeit unterstützt werden. Sie helfen den Betroffenen dabei, kreative Potenziale zu fördern und verlorene Fähigkeiten wiederzuerlangen.

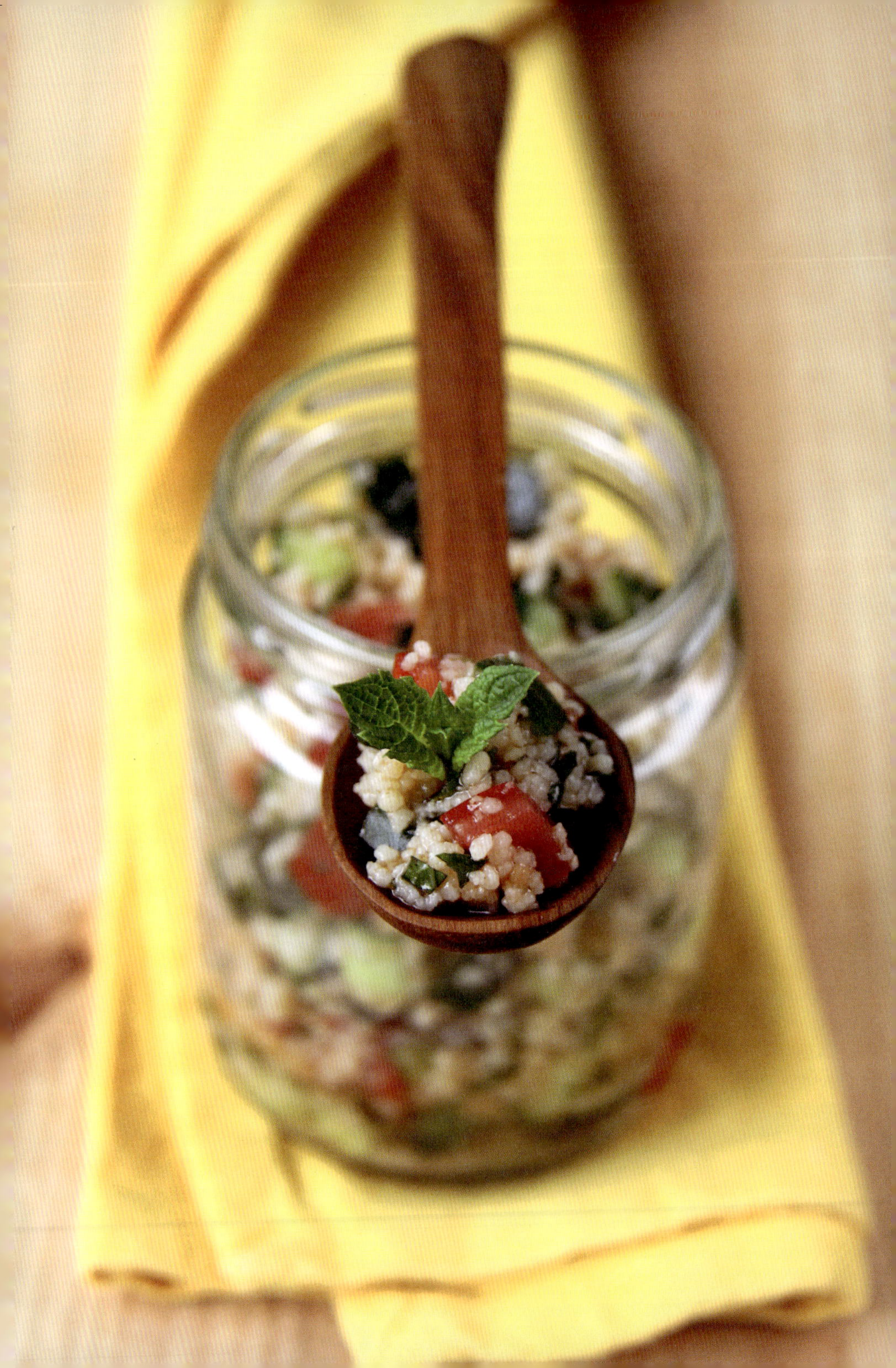

ERNÄHRUNGSTHERAPIE BEI DEPRESSION

Neben den medizinischen und psychotherapeutischen Ansätzen stellt die Ernährungstherapie eine weitere wichtige Komponente dar. Durch die steigende Zahl an depressiven Erkrankungen befassen sich immer mehr Studien mit dem Zusammenhang zwischen Ernährung und Depressionen.

In der Krankheitssituation spielt Essen eine wesentliche Rolle. Der Zugang dazu kann von Person zu Person unterschiedliche Ausprägungen annehmen. Frustessen als emotionale Gegensteuerung stellt ebenso wie eine reduzierte Nahrungsaufnahme durch verminderten Appetit und fehlende Kraft zur Nahrungsvorbereitung eine große Belastung für die Betroffenen dar.

Die folgenden Ernährungsempfehlungen sollen Ihnen helfen, Ihren Körper einfach, schnell und dennoch auf eine gesunde Art und Weise zu versorgen. Sie bekommen zahlreiche praktische Tipps, wie Sie Ihre Ernährung dafür nutzen können, Ihr Wohlbefinden und Ihre mentale Gesundheit zu unterstützen.

Ernährung und psychische Gesundheit sind untrennbar miteinander verknüpft. Schlechte Ernährungsgewohnheiten führen oft zu vermehrten psychischen Problemen. Diese wiederum tragen häufig dazu bei, dass bevorzugt zu fettreichen, zuckerreichen und/oder salzigen Lebensmitteln gegriffen wird.

Jüngste Studien zeigen, dass auch die Darmbakterien bei der Entstehung und Vorbeugung von Depressionen eine wichtige Rolle spielen.

Darm-Hirn-Achse und „Bauchhirn"

Sich auf sein Bauchgefühl verlassen – das kennen viele Menschen, die eher intuitiv entscheiden. Doch auch den „Kopfmenschen" sei gesagt: Die meisten Entscheidungen trifft man aus der Körpermitte heraus.

In unserem Darm befindet sich ein riesiges Geflecht aus mehr als 100 Millionen Nerven, die das sogenannte enterische Nervensystem bilden. Diese Nervenstränge sind in ständigem Austausch mit jenen des zentralen Nervensystems. Die Verbindung zwischen ihnen erfolgt über den Nervus vagus, dem zehnten von zwölf Hirnnerven, welcher sich vom

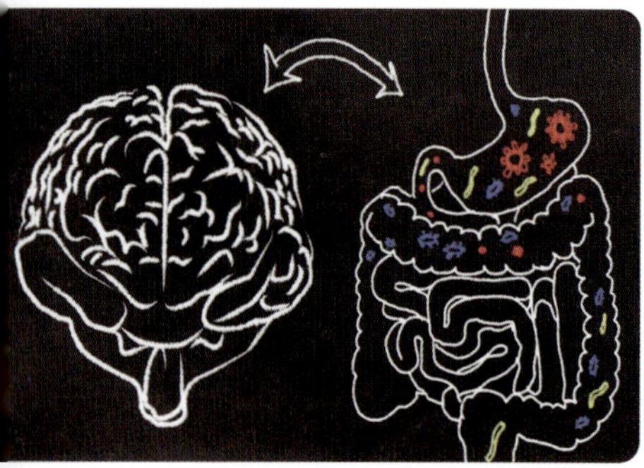

Gehirn bis zum Darm erstreckt. Über diesen Weg werden Hormone und andere Signalstoffe beeinflusst und hin- und hergeschickt, sodass eine permanente Kommunikation erfolgt. Zu diesen Signalstoffen zählen u. a. die „Glückhormone“ Serotonin und Dopamin, das „Schlafhormon“ Melatonin und der Botenstoff Gamma-Aminobuttersäure (GABA), auf welche noch näher eingegangen wird (siehe S. 21).

In der Kommunikation zwischen „Kopfhirn“ und „Bauchhirn“ hat auch unser Mikrobiom einiges mitzureden.

Das Mikrobiom ist laut aktuellem Forschungsstand an vielen Funktionen des Körpers beteiligt. So beeinflusst es nicht nur die Entwicklung des Immun- und Stoffwechselsystems sowie die Aufnahme von Nährstoffen und schützt vor Krankheitserregern und Fremdstoffen, sondern es dient auch der Aufrechterhaltung der Funktionsfähigkeit der Darmbarriere und nimmt eine bedeutende Rolle in der Kommunikation zwischen Darm und Gehirn ein. Die Darmbarriere dient dem Körper als Schutz- und Abwehrmechanismus. Sie besteht aus der Dickdarmflora, der Darmschleimhaut und dem Immunsystem des Darmes.

Eine stabile Darmmikrobiota (= Vielfalt der Darmbakterien) ist entscheidend für die Aufrechterhaltung einer normalen Funktion des Darmes und trägt zur korrekten Übertragung von Signal- und Botenstoffen (Neurotransmittern) über die Darm-Hirn-Achse bei. Ein Ungleichgewicht der Mikrobiota (sog. Dysbiose) kann in Folge zu einem entzündlichen Zustand des Darmmilieus führen. Solch ein Geschehen bewirkt, dass die Darmdurchlässigkeit erhöht wird und vermehrt schädliche Stoffe in die Blutbahn gelangen. Diese können dann über zahlreiche Routen das Gehirn erreichen und dort Entzündungsreaktionen auslösen und eine Fehlregulation von Neurotransmittern (wie z. B. Serotonin) bewirken.

Was im Darm wirklich vor sich geht, bereitet vielen Wissenschaftler:innen derzeit Kopfzerbrechen. Es gibt einige Hinweise darauf, dass das „Bauchhirn“ ebenso in der Lage ist zu lernen und Informationen abzuspeichern wie unser „Kopfhirn“. Die beiden sollen in ihrer Struktur und Funktion miteinander vergleichbar sein sowie auch regelmäßig miteinander kommunizieren und aufeinander reagieren.

Im Jahr 2019 konnte nachgewiesen werden, dass die Stresseinflüsse des täglichen Lebens eine länger anhaltende Wirkung auf den Darm haben und somit auch noch nach Beendigung der Stressaktion bestehen. So hat das „Bauchhirn“ offenbar länger am Stress zu knabbern als das „Kopfhirn“, wodurch klassische Symptome wie Magenschmerzen und Verdauungsstörungen oft länger anhalten können. Dass das „Bauchhirn“ eine gewisse Merkfähigkeit besitzen könnte, zeigen die Wissenschaftler:innen unter anderem anhand folgender Beobachtung: Bei manchen Personen löst bereits das Klingeln des Weckers in der Früh, das an die Anforderungen des Tages erinnert, Magenkrämpfe aus.

Folgende Grafik soll Ihnen dabei helfen, sich die Komplexität der Darm-Hirn-Achse mitsamt allen Einflussfaktoren besser vorstellen zu können. Die zahlreichen Komponenten, die auf die Darm-Hirn-Achse wirken (z. B. Medikamente, Ernährung) können die Vielfalt der Bakterienstämme beeinflussen, wodurch sich wiederum persönliche Strukturen (z. B. Mahlzeitenstruktur und soziale Interaktion) verändern können.

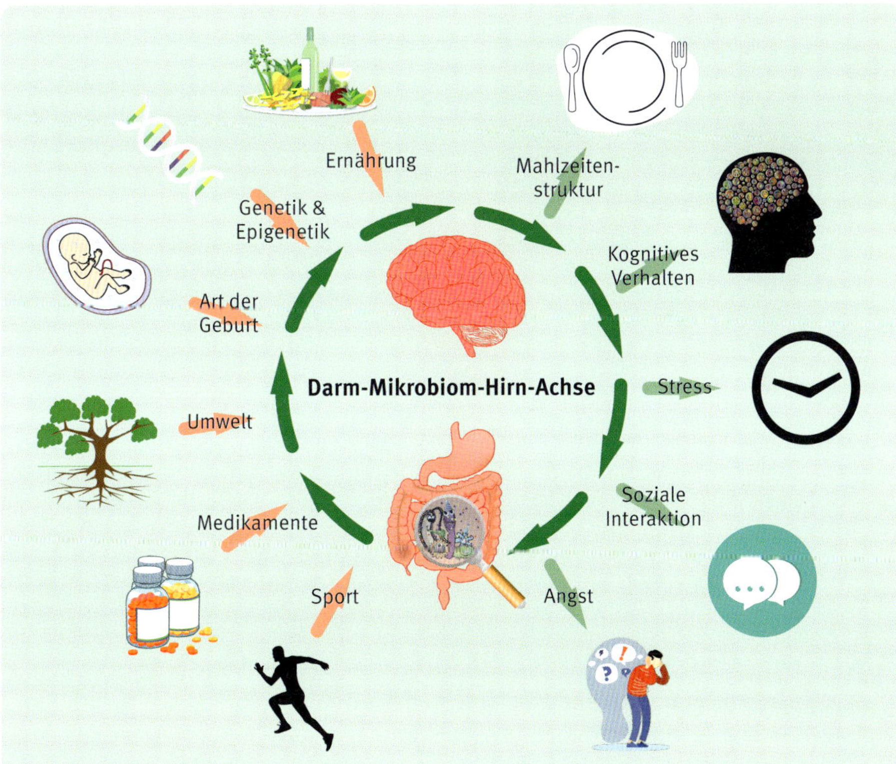

In puncto Darm-Hirn-Achse gibt es noch viel Forschungspotenzial, sodass noch einige Fragen über die Kommunikation von Darm und Hirn – und deren Einfluss auf Emotionen und Verhalten – offen sind. Dennoch gewinnen der Darm und sein Mikrobiom zunehmend an Bedeutung, sodass es immer wichtiger erscheint, sie gut zu pflegen.

Depression und der Einfluss des Mikrobioms

Was ist das Mikrobiom?

Als Darmmikrobiom wird die Gemeinschaft einer Vielzahl von Mikroorganismen (wie Bakterien, Viren, Pilze) bezeichnet, welche den Darm von Menschen und Tieren besiedeln. Diese wird als hochkomplex angesehen und passt sich laufend an die Lebensumstände an – sie entwickelt sich also das gesamte Leben über.

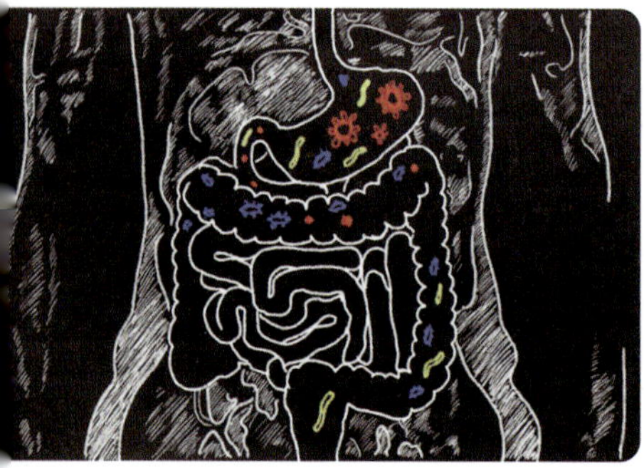

In den letzten Jahren gewann die Erforschung des Mikrobioms zunehmend an Bedeutung. Im Zentrum der Wissenschaft stehen sowohl die Zusammensetzung und die Funktionalität des Mikrobioms als auch dessen Einfluss auf den Gesundheitszustand. Eine Vielzahl von Studien konnte bereits einen Zusammenhang zwischen der Entstehung von Krankheiten und der Ausprägung des Mikrobioms nachweisen.

Bis heute kennen wir bereits über 1.000 verschiedene Spezies von Bakterien, die das Mikrobiom bilden.

Ein gesundes Mikrobiom zeichnet sich in erster Linie durch eine hohe Diversität aus. Dabei ist nicht die Anzahl von Kulturen, sondern vielmehr deren Ausprägung und Ausgeglichenheit von besonderer Bedeutung.

Vor allem die schützenden Bakterien sollen reichlich vorhanden sein, damit die Darmflora als „gesund" gilt. Schädliche Bakterien hingegen fördern Entzündungen und lösen eine Reihe von negativen Folgen im Körper aus.

Durch die „negativen" Botschaften, die diese Bakterien an das Gehirn übermitteln, entstehen beispielsweise depressive und gedrückte Stimmungslagen, während ein Gleichgewicht von „guten" Bakterien eine energiegeladene und motivierte Stimmungslage bewirkt.

Es ist wissenschaftlich erwiesen, dass Nahrungsmittel unser Darmmikrobiom positiv und negativ beeinflussen können. Eine einseitige Ernährung bewirkt, dass die Vielfalt der Bakterien im Darm abnimmt. „Schlechte" Bakterien können somit überhandnehmen. Besonders die „Western diet" mit ihrem niedrigen Ballaststoffanteil, großen Mengen von Fett, Zucker (insbesondere auch durch Lebensmittel, die mit Fruchtzucker angereichert werden) und tierischen Nahrungsmitteln bewirkt eine Abnahme der Diversität.

Dadurch werden weniger Botenstoffe (Neurotransmitter) wie Dopamin, Serotonin, Glutamat und GABA produziert. Diese spielen eine essenzielle Rolle in der Regulation von Stimmung und Gefühlen.

Serotonin, das „Glückshormon", gibt in unserem Nervensystem Informationen von einer Zelle zur anderen weiter. Zu den bekanntesten Wirkungen zählt sein Einfluss auf die Stimmungslage. Es gibt uns das Gefühl der Gelassenheit, inneren Ruhe und Zufriedenheit, während insbesondere Angstgefühle, Aggressivität, Kummer und Hungergefühl gedämpft werden. (Depressive Verstimmungen lassen sich häufig auf einen Mangel an Serotonin oder seiner Vorstufe, der Aminosäure Tryptophan, zurückführen.)

Dopamin dient im Gehirn der Kommunikation der Nervenzellen untereinander. In bestimmten „Schaltkreisen" vermittelt es positive Gefühlserlebnisse („Belohnungseffekt") und fördert so Motivation und Antriebsstärke. Deshalb gilt Dopamin – so wie auch Serotonin – als Glückshormon.

Glutamat ist durch seinen Einsatz als Geschmacksverstärker in Verruf geraten. Tatsächlich jedoch stellt das Gehirn selbst Glutamat her, um es als schnell anregenden Botenstoff zu nutzen. Das körpereigene Glutamat ist für die Übermittlung von Sinneswahrnehmungen, für das Lernen und die Bewegungssteuerung wichtig. Problematisch ist ein (meist durch Nahrungszufuhr entstehender) Glutamat-Überschuss, der durch den Neurotransmitter GABA reguliert wird.

Gamma-Aminobuttersäure, kurz **GABA**, gilt als natürliches Anti-Stress-Mittel. Die Konzentration des Botenstoffs hat daher auch Auswirkungen auf die Entstehung und Ausprägung einer Depression. GABA hemmt die anregende Wirkung von Glutamat und kann als dessen Gegenspieler gesehen werden. Es dockt an den gleichen Nervenzellen an und verringert die Reizübertragung, wodurch ein beruhigender, ausgleichender Effekt entsteht.

Die gute Nachricht: Mit einer angepassten Ernährung kann die Zusammensetzung der Bakterien im Darm wieder positiv verändert werden.

Was mag das Mikrobiom nicht?

- zu hohe Zufuhr von Zucker und Süßstoffen
- zu hohe Aufnahme von Transfettsäuren
- einseitige Ernährung
- Antibiotika
- Stress
- zu wenig körperliche Bewegung

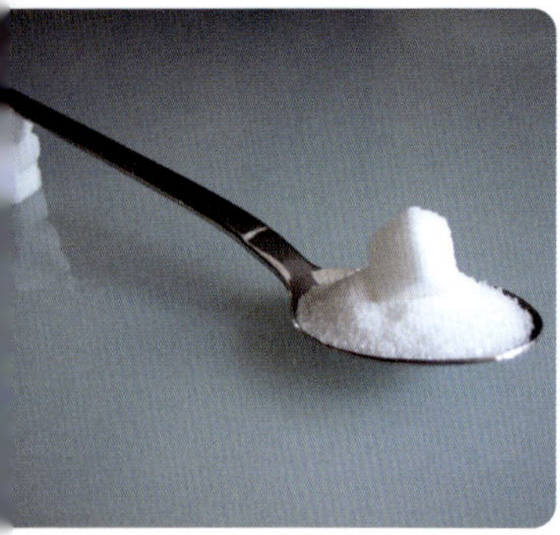

Zucker

Zucker gehört zu den sogenannten einfachen Kohlenhydraten. Diese werden vom menschlichen Körper umgehend verstoffwechselt und stehen somit in kürzester Zeit als Energiequelle zur Verfügung. So schnell die Wirkung einsetzt, so rasch lässt sie allerdings auch wieder nach. Zucker (Glukose) ist für den menschlichen Organismus lebensnotwendig – allein das Gehirn benötigt pro Tag ungefähr 62 g Glukose, um ausreichend funktionieren zu können.

Ein zu hoher Zuckerkonsum bewirkt jedoch, dass es zu einem Ungleichgewicht der Darmbakterien kommt. Dadurch werden mehr Entzündungsbotenstoffe produziert, welche die Entstehung von Depressionen fördern können.

Daher sollte Zucker, egal ob weiß oder braun, Honig, Agavensirup, Ahornsirup und dergleichen, so sparsam wie möglich verwendet werden. Wesentlich ratsamer ist es, die täglich benötigte Kohlenhydratmenge über komplexe Lieferanten wie zum Beispiel Vollkornprodukte, Haferflocken und Hülsenfrüchte zuzuführen.

Mit dem Begriff „Vollkorn“ werden oft besonders dunkle und körnerreiche Produkte assoziiert. Optische Merkmale allein sind für das Erkennen von hochwertigen Vollkornprodukten jedoch nicht ausreichend. Viel wichtiger ist es, **auf die Bezeichnung „Vollkorn“ zu achten**. Ob dabei auf Weizen-, Dinkel- oder Roggenvollkorn zurückgegriffen wird, spielt keine entscheidende Rolle. So sind Dinkelprodukte nicht automatisch ballaststoffreicher (und damit gesünder) als solche, die aus Weizen bestehen, da beide als Weißmehlprodukte zu klassifizieren sind. Zahlreiche Gebäckvarianten mit den Namen „Vielkorn", „Mehrkorn", „Fitness", „Vital" und dergleichen sind meist ebenso Weißmehlprodukte – so auch der klassische österreichische Kornspitz.

Wer grobe Vollkornprodukte nicht verträgt, sollte in erster Linie auf fein vermahlene Varianten zurückgreifen, da diese häufig bekömmlicher sind. In beiden Fällen ist es jedoch essenziell, ausreichend zu trinken. Durch den hohen Ballaststoffgehalt wird während der Verdauung im Darm eine große Menge an Wasser gebunden, was bei einer zu geringen Trinkmenge zu Verstopfung führen kann. Der Mindestbedarf einer erwachsenen Person an Flüssigkeit liegt im Ruhezustand bei 1,5 l täglich. Bei hohem Verzehr von ballaststoffreichen Lebensmitteln sollte die Menge jedoch auf 2–2,5 l täglich gesteigert werden. Bei Herzerkrankungen, Nierenerkrankungen und Ödemen (= Wassereinlagerungen im Körpergewebe) kann die tägliche Flüssigkeitsmenge vom/von der Ärzt:in beschränkt werden. In diesem Fall ist es notwendig, sich an dieses Maximum zu halten.

Auch **komplexe Kohlenhydrate** sollten **nicht im Übermaß** konsumiert werden, da ein Überangebot langfristig zur Gewichtszunahme und in weiterer Folge zu erhöhten Nüchternblutzuckerwerten führen kann.

Exkurs: Ballaststoffe

Ballaststoffe sind verschiedene unverdauliche Nahrungsfasern, die meist aus pflanzlichen Lebensmitteln stammen. Sie sind keineswegs als belastend anzusehen, sondern bieten dem menschlichen Körper einiges an Mehrwert.

Wirkungsspektrum:

- Sie verzögern die Magenentleerung und tragen somit zu einem länger anhaltenden Sättigungsgefühl bei.
- Sie binden Gallensäuren, fördern die Gallensekretion und sorgen so dafür, dass Cholesterin vermehrt ausgeschieden und die Bildung von cholesterinhaltigen Gallensteinen reduziert wird.
- Sie verzögern die Aufnahme von Nährstoffen. Dadurch wird eine längere Aufnahmezeit gewährleistet und der Körper erhält die Nährstoffe kontinuierlich.

- Sie wirken in Kombination mit ausreichender Flüssigkeitszufuhr stuhlregulierend, was v. a. bei einer Neigung zu Verstopfung von Vorteil ist.
- Sie leisten einen positiven Beitrag zur Entwicklung einer gesunden Darmflora.
- Sie reduzieren das Risiko, an Dickdarmkrebs zu erkranken.

Daher empfiehlt die Deutsche Gesellschaft für Ernährung (DGE) eine tägliche Ballaststoffzufuhr von 30 g. Zur Bedarfsdeckung sind Vollkornprodukte, Obst, Gemüse, Hülsenfrüchte und Nüsse die erste Wahl. Den höchsten Gehalt weisen Roggenprodukte und Weizenkleie auf.

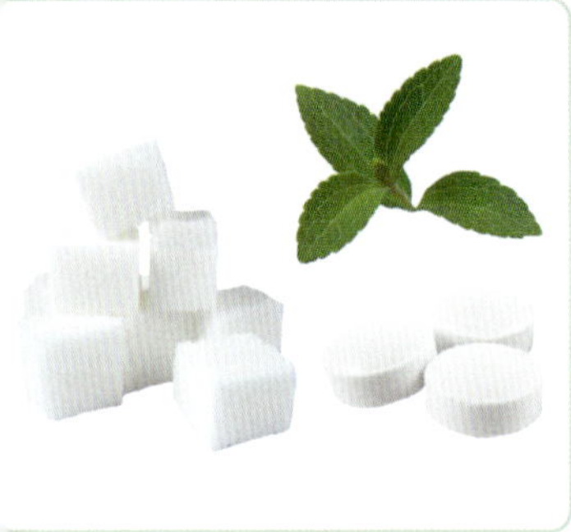

Süßstoffe

Künstliche Süßstoffe – wie zum Beispiel Stevia und Aspartam – liefern dem Körper weder Nährstoffe noch Kalorien und haben im Vergleich zu herkömmlichem Zucker eine sehr hohe Süßkraft. Da das Stevia aus der Pflanze aktuell nicht als Lebensmittel zugelassen ist, müssen die bei uns verwendeten Produkte industriell hergestellt werden. Es handelt sich bei Stevia also nicht, wie oft angenommen, um ein „natürlicheres" Produkt als bei anderen Süßstoffen.

Einige Studien konnten einen Zusammenhang zwischen der Aufnahme von Aspartam und der verminderten Bildung der Glückshormone Dopamin, Noradrenalin und Serotonin feststellen. Der übermäßige Konsum von Aspartam führt dazu, dass im Gehirn vermehrt ungünstige Verbindungen gebildet werden. Diese bewirken, dass es zu einer Stressreaktion kommt, die das Entzündungsgeschehen fördert. Eine unausgewogene Ernährung verstärkt diesen Vorgang zusätzlich. Es gilt derzeit die Empfehlung, mit Süßstoffen sehr sparsam umzugehen.

Es konnte außerdem nachgewiesen werden, dass eine erhöhte Aufnahme des Süßstoffs Saccharin nach wenigen Tagen bei 50 % der gesunden Erwachsenen zu einem Ungleichgewicht der Darmbakterien führt und sich somit auch negativ auf den Glukosestoffwechsel auswirkt.

In geringen Mengen scheinen Süßstoffe keine negativen Effekte auf den menschlichen Organismus zu haben – daher ist es ratsam, sie als Genussmittel zu betrachten und nur selten zu konsumieren.

Vorsicht: Für Kinder und Tiere eignet sich Süßstoff keinesfalls!

Transfettsäuren

Wissenschaftler:innen konnten einen Zusammenhang zwischen der Aufnahme von Transfettsäuren und der Entstehung von Depressionen belegen.

Transfettsäuren sind ungesättigte Fette, die jedoch in ihrer Wirkung auf den Körper den gesättigten Fetten ähneln. Transfette kommen natürlich in bestimmten Lebensmitteln vor, wie z.B. in Fleisch und Milch von Wiederkäuern (z.B. von Rindern, Schafen und Ziegen). Daher enthalten Milch, Butter, Rindfleisch und dergleichen einen gewissen Prozentsatz an Transfettsäuren. Wissenschaftler:innen gehen jedoch derzeit davon aus, dass sich diese Lebensmittel nicht ungünstig auf die körperliche und geistige Gesundheit auswirken.

Der Großteil an Transfetten wird in Form von industriell verarbeiteten Produkten aufgenommen. In der Lebensmittelindustrie werden Verfahren eingesetzt, um flüssige Öle so zu verhärten, dass ein streichfähiges und länger haltbares Produkt entsteht. Ein Beispiel dafür: Margarine.

Nahrungsmittel, die reich an Transfettsäuren sind, erhöhen die Entzündungsaktivität im Körper. Die gebildeten Entzündungsstoffe gelangen ins Gehirn und führen dort zu Entzündungsprozessen. Zudem behindern Transfettsäuren die Kommunikation der Nervenzellen untereinander, wodurch die geistige Leistungsfähigkeit abnimmt. Eine positive Funktion der Transfette im Körper ist bis heute nicht bekannt.

Folgende Lebensmittel sind besonders reich an Transfettsäuren und sollten daher sehr selten verzehrt werden:

- industriell hergestellte Mehlspeisen und Süßwaren (z.B. Gebäck aus Blätter- oder Plunderteig, Kekse)
- Backmargarine
- frittierte Kartoffelprodukte (z.B. Chips)
- frittierte Lebensmittel (z.B. Pommes frites, Chicken Nuggets, Fischstäbchen)
- Fertiggerichte (z.B. Fertigsuppen, Bratensaucen, Fertigmenüs)

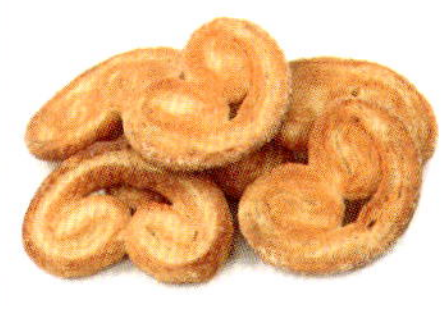

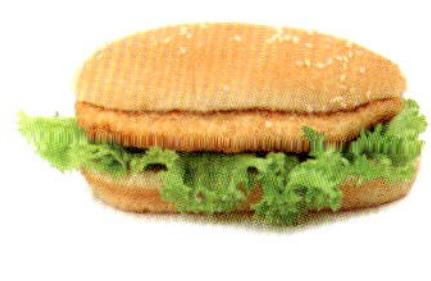

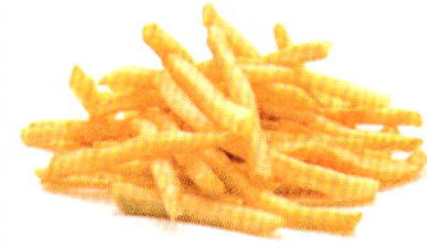

Die Angabe des Gehalts von Transfettsäuren auf Lebensmitteln ist in der EU nicht gesetzlich geregelt. Deshalb ist es für die Konsument:innen oftmals nicht leicht, solche Produkte zu erkennen.

Es lohnt sich immer, vor Kauf eines Produktes die **Zutatenliste** zu lesen. Finden sich auf der Verpackung Hinweise wie „vorfrittiert", „vorgebacken" oder „Pflanzenöl zum Teil gehärtet", kann davon ausgegangen werden, dass das Produkt Transfettsäuren enthält. Um den Konsum von Transfettsäuren im Alltag zu reduzieren, empfiehlt sich deshalb, nur selten auf die bekannten Spitzenreiter wie Pommes frites, Croissants und Fertiggerichte zurückzugreifen.

Was mag das Mikrobiom?

- ungesättigte Fettsäuren/Omega-3-Fettsäuren
- ausreichende Versorgung mit Vitaminen und Mineralstoffen
- Prä- und Probiotika
- Bewegung
- ausreichend Schlaf
- regelmäßige Aufenthalte an der frischen Luft

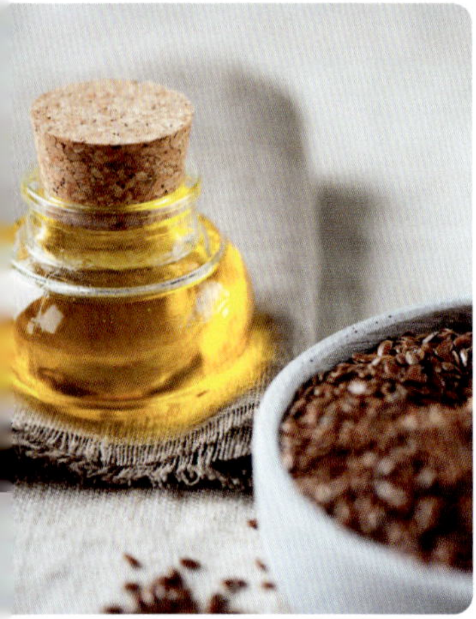

Ungesättigte Fettsäuren und Omega-3-Fettsäuren

Neuere Forschungen lassen einen Zusammenhang zwischen der ausreichenden Aufnahme von ungesättigten Fettsäuren und dem verringerten Auftreten depressiver Erkrankungen vermuten.

Ungesättigte Fette werden in einfach und mehrfach ungesättigte Fettsäuren unterteilt.

Einfach ungesättigte Fettsäuren können von unserem Körper selbst gebildet werden. Zusätzlich können sie über den Verzehr von Pflanzenölen zugeführt werden, wobei vor allem Raps- und Olivenöl hervorzuheben sind.

Wichtige mehrfach ungesättigte Fettsäuren kann unser Organismus nicht bzw. nur in geringem Ausmaß selbst herstellen – sie sind „essenziell" und müssen somit über die Nahrung zugeführt werden. Dazu zählen u. a. die Linolsäure, welche zur Gruppe der Omega-6-Fettsäuren gehört, sowie die Omega-3-Fettsäure Alpha-Linolensäure.

Aufgrund der entzündungsfördernden Wirkung von Omega-6-Fettsäuren wird empfohlen, vermehrt auf Omega-3-reiche Lebensmittel zurückzugreifen.

Omega-3-Fettsäuren spielen eine wesentliche Rolle beim Aufbau gesunder Gehirnzellen und wirken zudem entzündungshemmend auf den Körper. Neben Alpha-Linolensäure gelten Eicosapentaensäure (EPA) und Docosahexaensäure (DHA) als die wichtigsten Vertreter.

Im Gegensatz zu Omega-3-Fettsäuren bilden bestimmte Omega-6-Fettsäuren entzündungsfördernde Substanzen, sodass es wesentlich ist, auf Ausgewogenheit zwischen Omega-6- und Omega-3-Fettsäuren zu achten. Die entzündungsfördernde Wirkung der Omega-6-Fettsäuren begünstigt die Entstehung von Depressionen.

„Balance Akt“: Omega-3- und Omega-6-Fettsäuren benötigen zur Aufnahme in den Körper das gleiche Enzym. Besteht ein Überangebot an Omega-6-Fettsäuren, bleiben zu wenig Enzyme zur Aufnahme der Omega-3-Fettsäuren übrig, sodass diese nicht in ausreichender Menge aufgenommen werden können.

Tabelle 1: Quellen für Omega-3- und Omega-6-Fettsäuren

	Omega-3-Fettsäuren	Omega-6-Fettsäuren
Lebensmittel-Lieferanten	**Alpha-Linolensäure:** Leinöl, Chiaöl, Perillaöl, Hanföl, Walnussöl, Rapsöl, Sojaöl Walnüsse, Leinsamen, Chiasamen, Hanfsamen	**Linolsäure:** Sonnenblumenöl, Maiskeimöl, Kürbiskernöl, Traubenkernöl, Distelöl, Sesamöl Sonnenblumenkerne
	EPA & DHA: fette Seefische wie Lachs, Hering, Makrele, Thunfisch, Fischöle	**Arachidonsäure:** tierische Nahrungsmittel wie Fleisch, Innereien, Schmalz, Butter, Eigelb

In Studien konnte festgestellt werden, dass besonders EPA zur Förderung positiver Emotionen beitragen kann.

Ernährungsempfehlungen

- Verwenden Sie zum Kochen hochwertige Pflanzenöle statt Butter, Schmalz oder Kokosfett.
- Reduzieren Sie den Konsum von Fleisch, Schmalz und Innereien, da Arachidonsäure v. a. in tierischen Nahrungsmitteln vorkommt.
- Konsumieren Sie pro Woche 1–2 Portionen Fisch und bevorzugen Sie hierbei fette Seefische wie Lachs, Makrele, Hering oder heimische Kaltwasserfische wie Saibling, Forelle oder Zander. Sollten Sie keinen Fisch essen, besprechen Sie die Einnahme von Nahrungsergänzungsmitteln (wie z. B. Algenöl) mit Ihrem/Ihrer Ärzt:in, Apotheker:in oder Diätolog:in.
- Verfeinern Sie Ihre Gerichte mit kaltgepressten Ölen oder mit Nüssen, Körnern und Samen.

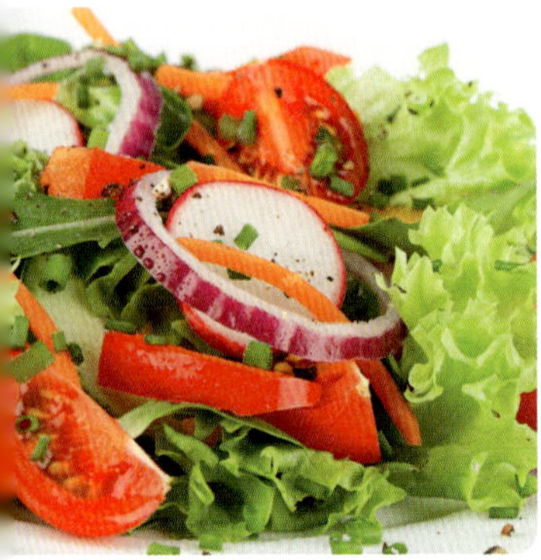

Vitamine

Vitamine sind essenzielle Nährstoffe für den menschlichen Körper. Das bedeutet, dass sie laufend über die Nahrung zugeführt werden müssen, da sie der Körper nicht selbst bilden kann. Die einzige Ausnahme ist Vitamin D: Mithilfe des Sonnenlichtes schafft es der menschliche Organismus, gewisse Mengen selbst herzustellen. Vitamine werden für zahlreiche unterschiedliche Funktionen des Körpers benötigt. Der Bedarf kann über tierische und pflanzliche Quellen gedeckt werden.

Es ist ratsam, den Vitaminstatus regelmäßig überprüfen zu lassen, um etwaigen Mängeln gezielt entgegenzuwirken. Die ausreichende Versorgung ist nicht nur für die normale Funktion von Organen und Immunsystem wichtig, sondern spielt auch eine wesentliche Rolle, wenn es darum geht, Depressionen vorzubeugen und die Symptomatik zu mindern.

Unterschieden wird zwischen fett- und wasserlöslichen Vitaminen. In diesem Kapitel werden die wichtigsten Vertreter im Hinblick auf depressive Erkrankungen näher beschrieben.

Folsäure und Vitamin B12

Folsäure und Vitamin B12 sind eng miteinander verbunden. Ein Mangel an Vitamin B12 bewirkt auch ein Defizit an Folsäure. Das kann dazu führen, dass essenzielle Zellen im Gehirn abnehmen, was mit einem erhöhten Risiko für die Entstehung einer Depression verbunden ist. Ein Hauptsymptom eines Folsäuremangels ist die Depression selbst. Das hat damit zu tun, dass Folsäure an der Bildung des Glückshormons Serotonin beteiligt ist. Bei einem Mangel an Folsäure kann somit auch nicht ausreichend Serotonin gebildet werden.

Vitamin B12 wird vorwiegend über tierische Lebensmittel zugeführt (siehe Tabelle auf S. 32). Eine rein vegetarische oder vegane Kost kann (ohne gezielte Nahrungsergänzung) nicht als bedarfsdeckend angesehen werden.

Vitamin B1 (Thiamin) und Vitamin B6 (Pyridoxin)

Die ausreichende Zufuhr von Thiamin und Pyridoxin ist ein wichtiger Bestandteil der Prävention und Linderung von Depressionen. Diese Vitamine sind an der Bildung der Glückshormone im Gehirn beteiligt.

Thiamin erfüllt außerdem wichtige Funktionen im Kohlenhydratstoffwechsel, weswegen es in fast allen Organen und Geweben des Körpers zu finden ist. Besonders reich an Thiamin sind Herz, Leber, Niere, Gehirn und die Skelettmuskulatur.

Vitamin A/β-Carotin (fettlöslich)

Vitamin A und β-Carotin (die wichtigste Vorstufe von Vitamin A) stärken das Immunsystem und sind besonders wichtig für die Augen. Carotinoide wie das β-Carotin sind in der Lage, die Körperzellen vor Stressreaktionen zu schützen. Es ist daher besonders wichtig, in belastenden Lebenssituationen auf eine ausreichende Versorgung damit zu achten. Ein Mangel könnte unter Umständen dazu führen, dass sich das Gehirn nicht ausreichend an Stresssituationen anpassen kann, was in weiterer Folge zu Depressionen führen kann.

Wie viel β-Carotin in einem Lebensmittel steckt, hängt davon ab, ob es sich um ein saisonales Produkt handelt beziehungsweise wo es angebaut wurde. Durch manche Zubereitungsarten kann mehr β-Carotin im Nahrungsmittel gebildet werden. So können Sie aus (kurz) gekochten Karotten mehr Vitamin aufnehmen als aus rohen Karotten. Auch der gleichzeitige Verzehr kleiner Mengen Fett hilft, mehr β-Carotin aufzunehmen.

Vitamin C (Ascorbinsäure)

Vitamin C erfüllt im Körper zahlreiche unterschiedliche Aufgaben, etwa bei der Bildung von Neurotransmittern und der Entgiftung. Ein Mangel wirkt sich nachweislich negativ auf die Psyche aus. Zu den Symptomen gehören Gleichgültigkeit, allgemeines Unwohlsein, leichte Erschöpfbarkeit, Änderungen der Persönlichkeit und der psychomotorischen Leistung sowie eine verstärkte Schwermütigkeit und Depression.

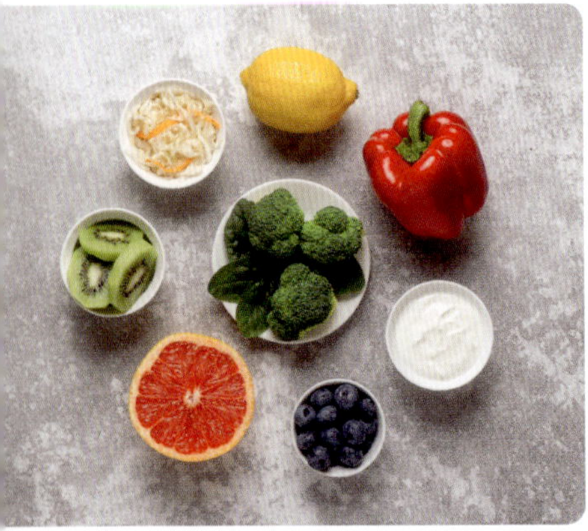

Versuchen Sie daher, regelmäßig Vitamin-C-reiche Lebensmittel wie Paprika, Zitrusfrüchte, Beerenfrüchte und Kiwis zu essen. Starten Sie z.B. bereits beim Frühstücksmüsli mit einer zusätzlichen Portion Erdbeeren, Heidelbeeren oder Himbeeren. Wenn Sie ein pikantes Frühstück bevorzugen, schneiden Sie sich Paprika dazu auf. Das bringt nicht nur Farbe auf den Teller, sondern auch eine Extraportion Vitamin C. Ebenso unterstützend kann das regelmäßige Trinken von Soda-Zitrone wirken.

Auch heute noch gilt Vitamin C als „Heilmittel" oder vorbeugende Maßnahme bei Erkältungskrankheiten. Viele Studien konnten diese Effekte jedoch widerlegen. Sie kamen zu dem Schluss, dass auch die langfristige und hochdosierte Einnahme von Vitamin C einer Erkältung nicht vorbeugen kann. Die durchschnittliche Erkrankungsdauer reduziert sich dabei meist nur um einen halben bis einen Tag. Ebenso können die Symptome durch Vitamin C wahrscheinlich nicht verbessert werden.

Spurenelemente und Mineralstoffe

Neben den Vitaminen ist auch auf eine ausreichende Versorgung mit Spurenelementen und Mineralstoffen zu achten. Eine ausgewogene und „bunte" Ernährung trägt maßgeblich zur körperlichen und geistigen Entwicklung sowie zur Aufrechterhaltung der Gesundheit bei. Es ist bekannt, dass die übermäßige Zufuhr von kalorienreichen industriell hergestellten Lebens- und Genussmitteln dazu führen kann, dass langfristig zu wenig Vitamine, Mineralstoffe und Spurenelemente aufgenommen werden.

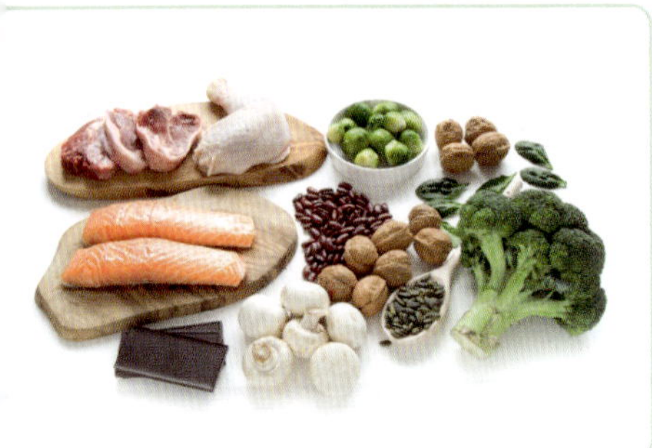

Eisen

Der menschliche Körper benötigt Eisen großteils für die Sauerstoffversorgung über das Blut. Ebenso spielt es gemeinsam mit Jod eine entscheidende Rolle bei der Bildung von Schilddrüsenhormonen. Ein Mangel schränkt die körperliche und geistige Leistungsfähigkeit ein. Darüber hinaus konnte in klinischen Studien ein Zusammenhang zwischen Eisenmangel und Depression festgestellt werden. Spezifische Empfehlungen gibt es dahingehend zum aktuellen Zeitpunkt jedoch noch nicht.

Die Aufnahme von Eisen wird durch zahlreiche Nahrungsinhaltsstoffe gehemmt. Zu den häufigsten Vertretern zählen:

- Phytinsäure in Reis, Vollkorngetreide, Soja, Mais ...
- Oxalsäure in Rharbarber, Kakao, Spinat ...
- Tannine bzw. Polyphenole in Schwarztee, Kaffee, Rotwein ...

Vitamin-C-reiche Lebensmittel und Säuren wie Zitronen- oder Milchsäure fördern wiederum die Eisenaufnahme.

Magnesium

Magnesium hilft nicht nur gegen Muskelkrämpfe, sondern ist auch für die Psyche wichtig. Es unterstützt dabei, den Serotoninspiegel im Gehirn zu erhöhen. Gleichzeitig hält es die Ausschüttung von Stresshormonen (wie z. B. Cortisol) im normalen Bereich. Dass die zusätzliche Einnahme von Magnesium dabei hilft, die Symptome einer Depression zu lindern, ist derzeit nicht ausreichend wissenschaftlich belegt. Bei einer ausgewogenen Ernährung wird im Regelfall ausreichend Magnesium zugeführt.

Zink

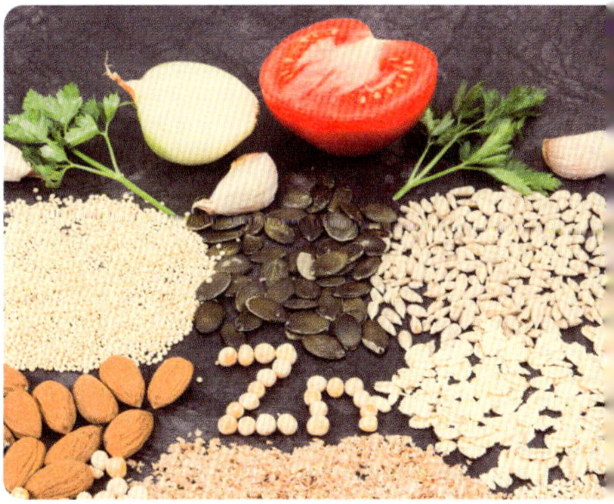

Aus medizinischer Sicht stellt ein Mangel an Zink ein gesundheitliches Risiko dar, weshalb es in vielen Supplementen zusätzlich enthalten ist. Zu seinen Eigenschaften gehören unter anderem die entzündungshemmende Wirkung und die Verbesserung der Wundheilung. Ein akuter Mangel beeinträchtigt das Immunsystem, während ein chronischer Mangel zu verstärkten Entzündungsreaktionen führt. Zu den Risikogruppen für einen Zinkmangel zählen Senior:innen, Vegetarier:innen und Personen mit ausgeprägten Essstörungen. Außerdem konnten viele Studien einen starken Zusammenhang zwischen Depressionen und einem Mangel an Zink nachweisen. Es wird vermutet, dass die Einnahme von Zink die depressive Symptomatik verbessern kann. Derzeit kann jedoch noch keine gezielte Empfehlung für die zusätzliche Einnahme von Nahrungsergänzungsmitteln ausgesprochen werden.

Tabelle 2: Lieferanten für Vitamine und Spurenelemente

Vitamin/ Spurenelement	Vorkommen
Folsäure	**Gemüse:** Blattgemüse, Spinat, Kohlgemüse, Brokkoli, Endiviensalat, Spargel, Kartoffeln **Getreide:** Weizenkeime und Weizenkleie, Weizen- und Roggenvollkornmehl, Hafermehl **Tierische Produkte:** Leber **Nüsse:** Erdnüsse, Walnüsse
Vitamin B12	**Tierische Produkte:** Eier, Käse, Leber, fette Seefische **Pflanzliche Produkte:** Algen, Hefe
Thiamin (Vitamin B1)	**Tierische Produkte:** Milch und Milchprodukte, Schweinefleisch, Rindfleisch **Getreide/Beilagen:** Haferflocken, Vollkornprodukte, Kartoffeln **Hülsenfrüchte:** Bohnen, Linsen, Erbsen, Kichererbsen **Nüsse:** Walnüsse
Pyridoxin (Vitamin B6)	**Tierische Produkte:** Hühnerfleisch, Schweinefleisch, Leber, Fisch **Getreide/Beilagen:** Reis, Kartoffeln, Vollkornprodukte **Hülsenfrüchte:** Bohnen **Gemüse:** Brokkoli, Mais, Spinat **Obst:** Avocado **Nüsse:** Walnüsse, Erdnüsse

Vitamin A (β-Carotin)	**Gemüse:** Karotten, Spinat, Rote Bete/Rübe, Kohl, Brokkoli, Endiviensalat, Tomaten, Oliven **Obst:** Aprikosen/Marillen, Melonen, Kirschen, Zwetschgen **Hülsenfrüchte:** grüne Bohnen
Vitamin C	**Gemüse:** Brokkoli, Paprika, Kohl, Kohlrabi **Beilagen:** Kartoffeln **Obst:** Zitrusfrüchte, Erdbeeren, Acerola, Hagebutten, Johannisbeeren, Preiselbeeren, Kiwis, Sanddornfrüchte
Eisen	**Tierische Produkte:** rotes Fleisch, Krebstiere **Pflanzliche Produkte:** Hülsenfrüchte, Brokkoli, Spinat, Grünkohl, Getreide (v. a. Haferflocken, Amarant, Quinoa) sowie Nüsse und Samen (v. a. Kürbiskerne, Sesam, Leinsamen, Pistazien, Mandeln, Haselnüsse)
Magnesium	**Pflanzliche Produkte:** Avocado, Nüsse und Samen, Hülsenfrüchte, Vollkornprodukte **Tierische Produkte:** Fisch reich an Omega-3-Fettsäuren
Zink	**Pflanzliche Produkte:** Bohnen, Nüsse, Vollkornprodukte **Tierische Produkte:** Meeresfrüchte, Rindfleisch, Geflügel

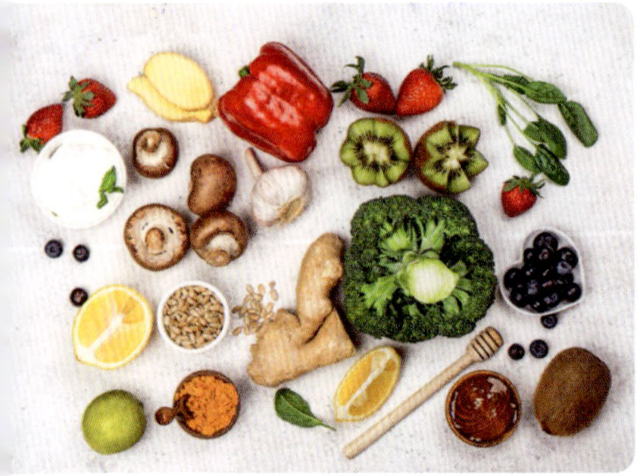

Sekundäre Pflanzenstoffe

Sekundäre Pflanzenstoffe sind Farbstoffe, Geruchsstoffe und Abwehrstoffe gegen Fressfeinde. Insgesamt werden unter diesem Begriff ca. 100.000 verschiedene Stoffe zusammengefasst, wovon uns 5.000 bis 10.000 in der Nahrung zur Verfügung stehen. Obwohl sekundäre Pflanzenstoffe laut aktuellem Stand der Wissenschaft nicht zu den essenziellen Nährstoffen gehören, haben sie auf den menschlichen Körper zahlreiche positive Wirkungen. So schützen sie möglicherweise vor verschiedenen Krebsarten, haben günstige Effekte auf die Blutgefäße und wirken außerdem positiv auf Gehirn und Nerven sowie antibakteriell und entzündungshemmend. Genaue Verzehrempfehlungen hinsichtlich der einzelnen Gruppen können nach derzeitigem Stand der Forschung nicht gegeben werden. Die Deutsche Gesellschaft für Ernährung spricht sich daher für den Verzehr von viel Gemüse, Obst, Hülsenfrüchten, Nüssen und Vollkornprodukten aus, um ein breit gefächertes Wirkungsspektrum zu erzielen.

Bislang stammen die Daten zur gesundheitlichen Wirkung von sekundären Pflanzenstoffen hauptsächlich aus Tierversuchen. Die daraus gewonnenen Daten können nicht zur Gänze auf den Menschen übertragen werden. Die Ergebnisse aus Studien beim Menschen wurden nicht mit isolierten sekundären Pflanzenstoffen durchgeführt, sondern mit natürlichen Lebensmitteln. Dabei ist zu beachten, dass die positive Wirkung durchaus auch auf andere Inhaltsstoffe, wie zum Beispiel energieliefernde Nährstoffe, Vitamine, Mineralstoffe und Ballaststoffe, zurückzuführen sein könnte. Zu welchem Prozentsatz einzelne sekundäre Pflanzenstoffe wirklich wirken, kann daher bislang leider nicht genau gesagt werden.

Folgende Tabelle liefert eine Übersicht über die sekundären Pflanzenstoffe sowie deren mögliche Wirkungen auf den menschlichen Organismus.

Tabelle 3: Sekundäre Pflanzenstoffe und ihre Wirkung

Sekundäre Pflanzenstoffe	Lieferanten	Bedeutung für die Pflanze	Mögliche Gesundheitseffekte	Einfluss auf den Menschen
Flavonoide	Äpfel, Birnen, Trauben, Kirschen, Zwetschgen, Beeren, Zwiebel, Grünkohl, Aubergine/Melanzani, Soja, Schwarz- und Grüntee u.v.m.	Farbstoffe: rot hellgelb blau violett	bewahren Körperzellen vor Stress wirken gegen Thrombosen blutdrucksenkend entzündungshemmend antibiotisch positive Wirkung auf das Immunsystem positiver Einfluss auf kognitive Fähigkeiten (Wahrnehmung, Denkprozesse)	Assoziation mit verringertem Risiko für bestimmte Krebs- und Herz-Kreislauf-Erkrankungen
Phenolsäure	Kaffee, Tee, Vollkornprodukte, Weißwein, Nüsse	Abwehrstoffe gegen Fressfeinde	bewahren Körperzellen vor Stress	möglicherweise verringertes Risiko für bestimmte Krebserkrankungen
Carotinoide	Karotte, Tomate, Paprika, grünes Gemüse, Grapefruit, Aprikose/Marille, Melone, Kürbis	Farbstoffe: gelb orange rot	bewahren Körperzellen vor Stress positive Wirkung auf das Immunsystem entzündungshemmend	möglicherweise verringertes Risiko für Herz-Kreislauf-Erkrankungen und altersbedingte Augenerkrankungen
Phytoöstrogene	Getreide, Hülsenfrüchte, Leinsamen	Pflanzenhormone	bewahren Körperzellen vor Stress positive Wirkung auf das Immunsystem	günstige Effekte auf Blutgefäße und Blutdruck

Gluco-sinolate	alte Kohlarten, Rettich, Radieschen, Kresse, Senf	Abwehrstoffe gegen Fressfeinde	bewahren Körperzellen vor Stress positive Wirkung auf das Immunsystem	möglicherweise verringertes Risiko für bestimmte Krebserkrankungen
Sulfide	Zwiebel, Lauch/Porree, Knoblauch, Schnittlauch	Duft- und Aromastoffe	antibiotisch bewahren Körperzellen vor Stress wirken gegen Thrombosen blutdrucksenkend cholesterinsenkend	möglicherweise verringertes Risiko für bestimmte Krebserkrankungen
Mono-terpene	Minze, Zitrone, Kümmel	Duft- und Aromastoffe	cholesterinsenkend, können Entstehung von Krebs entgegenwirken	
Saponine	Hülsenfrüchte, Soja, Spargel, Hafer	Bitterstoffe	können Entstehung von Krebs entgegenwirken antibiotisch	
Phyto-sterole	Nüsse und Pflanzensamen, Hülsenfrüchte	Pflanzenhormone	cholesterinsenkend	

Es steht fest, dass eine vorwiegend pflanzliche Ernährung positive Auswirkungen auf die psychische Gesundheit haben kann.

Besonderes Augenmerk haben einige Wissenschaftler:innen auf die Wirkung der Polyphenole gelegt. Zu dieser Gruppe zählen Flavonoide und Phenolsäure. Sie sind für die dunkle Farbe in Obst und Gemüse zuständig und verleihen beispielsweise Beerenfrüchten, Getreide, Tee und Wein ihre blaue, dunkelviolette, purpurne oder rote Farbe. Den Polyphenolen wird nachgesagt, dass sie positiv auf das Darmmikrobiom wirken und einen gewissen Einfluss auf die Darm-Hirn-Achse nehmen. Durch die antientzündlichen Effekte können sie sich außerdem lindernd auf depressive Verstimmungen auswirken. So konnte im Tierversuch mit Ratten eine antidepressive und angstreduzierende Wirkung von polyphenolreichem Aroniasaft nachgewiesen werden. Diese Daten können jedoch nicht auf den Menschen übertragen werden, weswegen klare Empfehlungen noch fehlen und weitere Forschung notwendig ist. Im Rahmen einer vorwiegend vegetarischen Ernährung beziehungsweise der mediterranen Lebensweise (siehe S. 42) werden zahlreiche Polyphenole aufgenommen.

Die isolierte Zufuhr von sekundären Pflanzenstoffen durch Nahrungsergänzungsmittel kann derzeit nicht empfohlen werden.

Da zu sekundären Pflanzenstoffen noch weitere Studien notwendig sind, können derzeit keine genauen Empfehlungen ausgesprochen werden. Letztendlich bleibt es bei der Aussage, dass pflanzliche Lebensmittel im Allgemeinen einen nachweisbaren präventiven Effekt hinsichtlich zahlreicher Erkrankungen mit sich bringen. Daher wird der Verzehr von Gemüse, Obst, Hülsenfrüchten, Nüssen und Vollkornprodukten als Quelle für sekundäre Pflanzenstoffe empfohlen.

Präbiotika und Probiotika

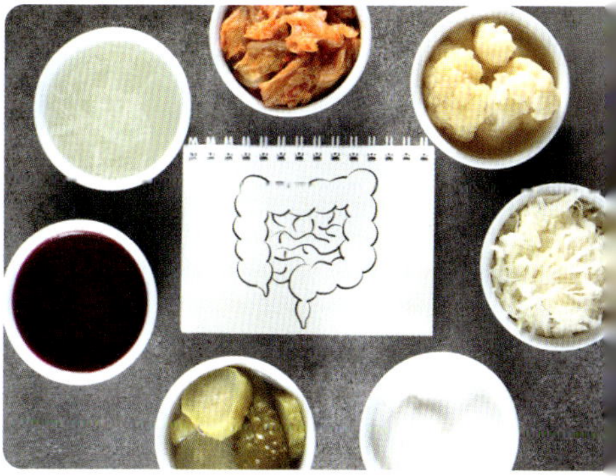

Probiotika sind lebende Mikroorganismen, die dem Menschen einen gesundheitlichen Vorteil bringen, wenn sie in ausreichender Menge aufgenommen werden. Diese lebenden Bakterien werden Lebensmitteln zugesetzt oder gelangen durch die Zufuhr fermentierter Nahrungsmittel in den Darm. Bisher sind vor allem Milchsäurebakterien wie Laktobazillen und Bifidobakterien als Vertreter der probiotischen Mikroorganismen bekannt.

Aktuelle Studien lassen vermuten, dass Probiotika durch ihre Beeinflussung der Darm-Hirn-Achse einen positiven Effekt auf die Psyche haben können.

Präbiotika sind Nahrungsbestandteile, welche den oberen Verdauungstrakt unverdaut überstehen und im Dickdarm durch die dort ansässige Darmflora fermentiert werden. Präbiotika stellen somit Nahrung für die im Dickdarm befindlichen Bakterienarten (Probiotika) dar.

Meist handelt es sich bei Präbiotika um unverdauliche Kohlenhydrate, im Prinzip also um Ballaststoffe. Beispiele hierfür sind Pektine, Inulin, Fructooligosaccharide, Galactooligosaccharide und resistente Stärke.

„Synbiotika" sind Mischungen aus Pro- und Präbiotika. Sie sollen die probiotische Wirkung durch die gleichzeitige Zufuhr von Präbiotika verbessern.

Positive Wirkungen von Probiotika auf das Mikrobiom:

- Sie sind an der Entwicklung eines intakten Immunsystems beteiligt.
- Sie schützen vor einem Anstieg von Cortison, Adrenalin, Noradrenalin und ACTH (adrenocorticotropes Hormon), welche als Marker von chronischem Stress gelten.
- Sie fördern die Bildung von Tryptophan (eine Vorstufe von Serotonin) und hemmen gleichzeitig 5-HIAA, ein Abbauprodukt von Serotonin. Diesen Mechanismus machen sich auch einige Antidepressiva zunutze.
- Sie haben eine positive Wirkung im zentralen Nervensystem durch die Bildung von Neurotransmittern wie Serotonin, Dopamin und GABA.
- Sie haben eine antientzündliche Wirkung, indem sie eine Reduktion von entzündungsfördernden Zytokinen bewirken (Zytokine = Botenstoffe, die bei einer Reaktion des Immunsystems gebildet werden).
- Sie stärken die Darmbarriere durch die Abschirmung der Darmschleimhaut gegen psychologische Stressfaktoren und schädliche Wirkungen.
- Sie hemmen das Wachstum von unerwünschten, schädlichen Bakterien und Pilzen.

Tabelle 4: Lieferanten für Prä- und Probiotika

Präbiotika	Probiotika
Hülsenfrüchte: Bohnen, Erbsen, Sojabohnen und daraus hergestellte Produkte **Getreideprodukte:** Haferflocken, Weizen-, Gerste- und Roggenvollkornprodukte **Gemüse:** Spargel, Chicorée, Tomate, Zwiebel, Knoblauch, Topinambur, Artischocken **Obst:** Bananen, Beeren	**Fermentierte Milchprodukte:** Joghurt, Buttermilch, Sauermilch, Acidophilusmilch, Bifidusjoghurt, Kefir, Skyr etc. **Fermentiertes Gemüse:** Sauerkraut, Kimchi, eingelegtes Gemüse wie Essiggurken, Sauergurken, Rote Bete/Rüben, Pfefferoni etc. **Fermentierte Hülsenfrüchte:** Tempeh, Miso, Nattō **Fermentierter Tee:** z. B. Kombucha **Sauerteigbrot und -gebäck**

Ernährungsempfehlungen

- Reduzieren Sie Ihren Fleischkonsum und bauen Sie mehr Gerichte mit Bohnen, Linsen und vollwertigen Getreideprodukten in Ihren Speiseplan ein. Auch Tempeh, Tofu oder Seitan stellen eine gute Eiweißquelle dar.
- Essen Sie Sauerteigprodukte anstelle von Weißbrot, Semmel und Co. Die Sauerteigherstellung ist eine alte Tradition. Der aromatische, leicht säuerliche Geschmack entsteht durch die Essig- und Milchsäuregärung. Diese langsame Gärung macht den Teig bekömmlicher.
- Kombinieren Sie Ihre Mahlzeiten mit fermentiertem Gemüse. Schon unsere Urgroßeltern machten sich die Eigenschaften der Fermentation zunutze, um ihr Gemüse für den Winter haltbar zu machen. Vor allem in den gemüsearmen Wintermonaten stellt fermentiertes Gemüse – neben Probiotika – eine großartige Quelle für Vitamine, Mineralstoffe und sekundäre Pflanzenstoffe dar.
- Starten Sie langsam. Sollte Ihre derzeitige Ernährung noch arm an fermentierten Lebensmitteln und Ballaststoffen sein, ist eine schrittweise Ernährungsumstellung ratsam. Die individuelle Verträglichkeit ist verschieden und so kann eine zu hohe Zufuhr von Prä- und Probiotika bei manchen Menschen Probleme wie Magen-Darm-Beschwerden verursachen. Starten Sie idealerweise mit einer probiotischen, ballaststoffreichen Mahlzeit pro Tag und steigern Sie die Zufuhr je nach Verträglichkeit.

Depression und Nahrungsergänzungsmittel

Nahrungsergänzungsmittel dienen der Versorgung des Körpers mit Vitaminen und/oder Mineralstoffen, wenn diese aus bestimmten Gründen (z.B. einseitige Ernährung, erhohter Bedarf) nicht ausreichend aufgenommen werden. Es gibt eine Vielzahl von Präparaten und Darreichungsformen, zum Beispiel Tropfen, Kapseln oder Tabletten.

Die zusätzliche Einnahme von Vitaminen und Mineralstoffen in Form von Nahrungssupplementen sollte nie ohne Absprache mit einem/einer Mediziner:in erfolgen. Die Abklärung eines Mangels sowie die richtige Dosierung und Dauer der Einnahme sollten immer mit dem/der behandelnden Ärzt:in, Diätolog:in oder Apotheker:in abgestimmt werden.

Häufig werden im Internet Curcumin-Kapseln angeboten, die dabei helfen sollen, Symptome von Depressionen zu verbessern. Derzeit gibt es zwar einige Daten aus Tierstudien, die auf eine mögliche Wirksamkeit schließen lassen – diese sind jedoch nicht 1:1 auf den Menschen übertragbar. Es wird gemutmaßt, dass Kurkuma die Verfügbarkeit von Serotonin im Gehirn verbessert und so den Verlauf einer Depression beeinflussen könnte. Auf Basis der bisher durchgeführten klinischen Studien am Menschen kann jedoch bezüglich der tatsächlichen Wirkung noch keine Aussage getroffen werden.

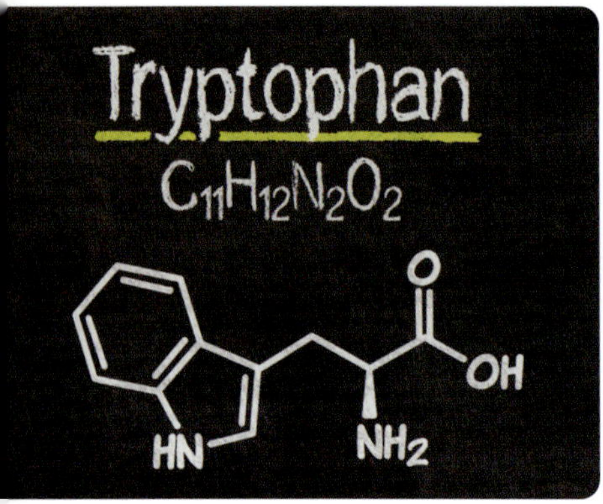

Tryptophan

Tryptophan (TRP) ist eine Vorstufe von Serotonin. Wissenschaftler:innen verfolgen derzeit die Hypothese, dass eine tryptophanreiche Ernährung helfen könnte, den Serotoninspiegel bei depressiven Personen anzuheben. Bestätigt hat sich bislang, dass eine Einnahme von reinem Tryptophan in Form von Supplementen den Serotoninspiegel im Gehirn steigen lässt. Bei tryptophanreichen Lebensmitteln sieht das allerdings anders aus. Das liegt daran, dass Tryptophan von einem Transportsystem aufgenommen wird, welches andere Aminosäuren bevorzugt. Vor allem eiweißreiche Mahlzeiten blockieren die Aufnahme von Tryptophan ins Gehirn. Gewissheit gibt es derzeit dafür, dass eiweiß- und gleichzeitig kohlenhydratreiche Mahlzeiten die Aufnahme von Tryptophan begünstigen. Diese Annahme lässt sich aus folgendem Prozess ableiten: Werden Kohlenhydrate gegessen, so wird vom Körper Insulin ausgeschüttet. Dieses transportiert Aminosäuren – mit Ausnahme von Tryptophan – in die Muskeln. Tryptophan bleibt sozusagen übrig und kann ungehindert ins Gehirn gelangen.

Diese Theorie konnte allerdings noch nicht ausreichend belegt werden, da aussagekräftige Studien fehlen. Aus derzeitiger Sicht kann also eine tryptophanreiche Ernährung beziehungsweise die Einnahme von TRP in Form von Supplementen nicht empfohlen werden.

Wer sich ausgewogen und abwechslungsreich ernährt, führt dem Körper meist eine ausreichende Menge an Tryptophan zu.

Geeignete Quellen sind vor allem eiweißreiche Lebensmittel, wie zum Beispiel Fleisch, Milchprodukte, Eier, Soja, Kichererbsen, Bananen, Nüsse und Kakaobohnen.

Johanniskraut – der Stimmungsaufheller?

Johanniskraut-Präparate sind möglicherweise ähnlich wirksam wie bestimmte Medikamente zur Behandlung von leichten bis mittelschweren Depressionen. Der Wirkmechanismus und die dafür verantwortlichen Substanzen sind jedoch noch nicht ausreichend geklärt. Ebenso ist über die Langzeiteffekte von Johanniskraut noch nicht viel bekannt.

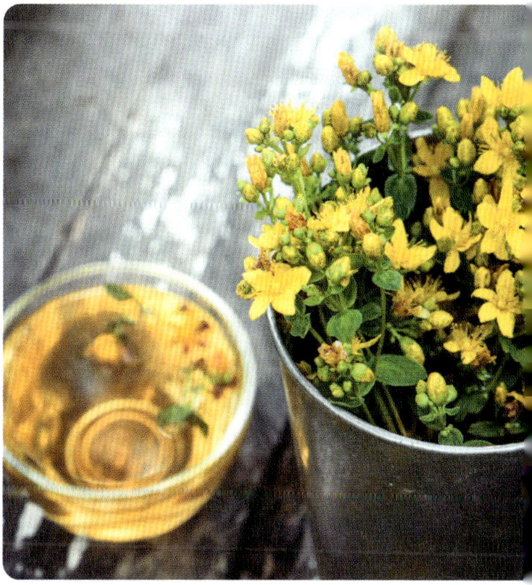

Im Allgemeinen gelten Johanniskraut-Präparate als gut verträglich – manchmal kommt es jedoch zu Nebenwirkungen wie zum Beispiel Übelkeit, Hautirritationen, Kopfschmerzen und sonnenbrandähnlichen Symptomen nach Sonnenbädern.

Eine Einnahme von Johanniskrautkapseln sollte immer mit dem/der behandelnden Ärzt:in abgesprochen werden, denn es kann zu Wechselwirkungen mit anderen Medikamenten kommen. So ist es beispielsweise möglich, dass sich die Wirkung der Anti-Baby-Pille oder von blutverdünnenden Medikamenten verändert. Auch wenn bereits Antidepressiva eingenommen werden, ist eine zusätzliche Johanniskrautgabe unbedingt mit dem/der Ärzt:in abzusprechen.

Johanniskraut als Tee

Zubereitung: 2 TL Johanniskraut mit 150 ml Wasser übergießen und 5–10 Minuten ziehen lassen.

Teemischung „Stimmungsaufheller“

10 g Melissenblätter
10 g Orangenblüten
20 g Baldrianwurzel
30 g Johanniskraut
30 g Passionsblumenkraut

Zubereitung: 1 TL der Mischung mit 150 ml heißem Wasser übergießen und 10 Minuten zugedeckt ziehen lassen.

Mediterrane Ernährung

Besonders bewährt hat sich im Rahmen der Ernährungstherapie die mediterrane Ernährungsweise.

Die mediterrane Ernährung beschreibt eine Ansammlung von traditionellen Ernährungs- und Lebensstilansätzen der Mittelmeerregion. Sie beruht auf einer Lebensart, welche sich durch einige Merkmale definieren lässt.

Der Schwerpunkt der mediterranen Ernährung liegt auf dem Einsatz von pflanzlichen Ölen mit qualitativ hochwertigen Fettsäuremustern, Beilagen aus komplexen Kohlenhydraten, Hülsenfrüchten, Nüssen, Fisch, frischem Gemüse und Obst, fettarmen Milchprodukten und ungesüßten Getränken. Zuckerhaltige Speisen, Fleisch- und Wurstwaren sowie stark verarbeitete Lebensmittel (wie z. B. Fast Food) werden vermieden. Durch diese Ernährungsweise wird der Körper mit Ballaststoffen, sekundären Pflanzenstoffen (insbesondere Polyphenol), Antioxidantien sowie Vitaminen und Mineralstoffen versorgt. Das Zelebrieren der Mahlzeit, das Essen in Gesellschaft und der Genuss stellen zudem wichtige Aspekte dar.

Die mediterrane Ernährungspyramide fasst alle Faktoren dieser gesunden Ernährungsweise zusammen. Besonders hervorzuheben ist neben den Faktoren der Ernährung die Tatsache, dass Essen in Gesellschaft sowie ein aktiver Lebensstil die Basis dieser Pyramide darstellen. Auch die Verwendung von Olivenöl als Hauptfettquelle sowie der moderate Konsum von Rotwein sind für diese Lebensform typisch.

Mediterrane Ernährungspyramide

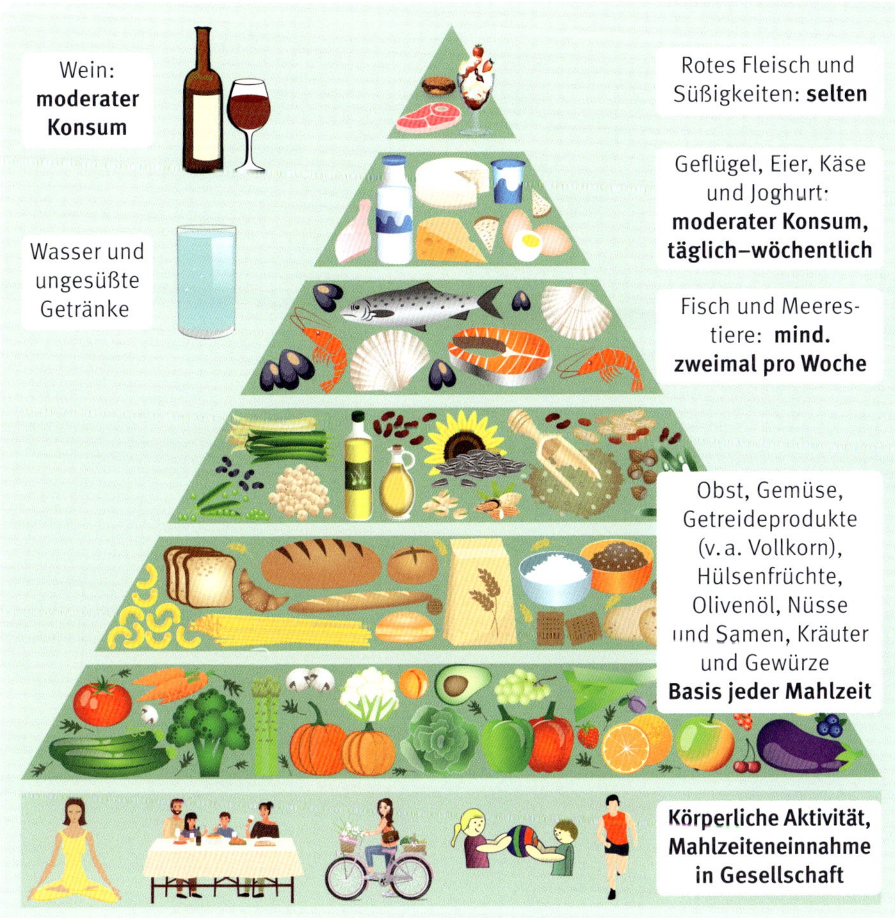
Wein:
moderater Konsum
Rotes Fleisch und Süßigkeiten: **selten**
Geflügel, Eier, Käse und Joghurt: **moderater Konsum, täglich–wöchentlich**
Wasser und ungesüßte Getränke
Fisch und Meerestiere: **mind. zweimal pro Woche**
Obst, Gemüse, Getreideprodukte (v. a. Vollkorn), Hülsenfrüchte, Olivenöl, Nüsse und Samen, Kräuter und Gewürze **Basis jeder Mahlzeit**
Körperliche Aktivität, Mahlzeiteneinnahme in Gesellschaft

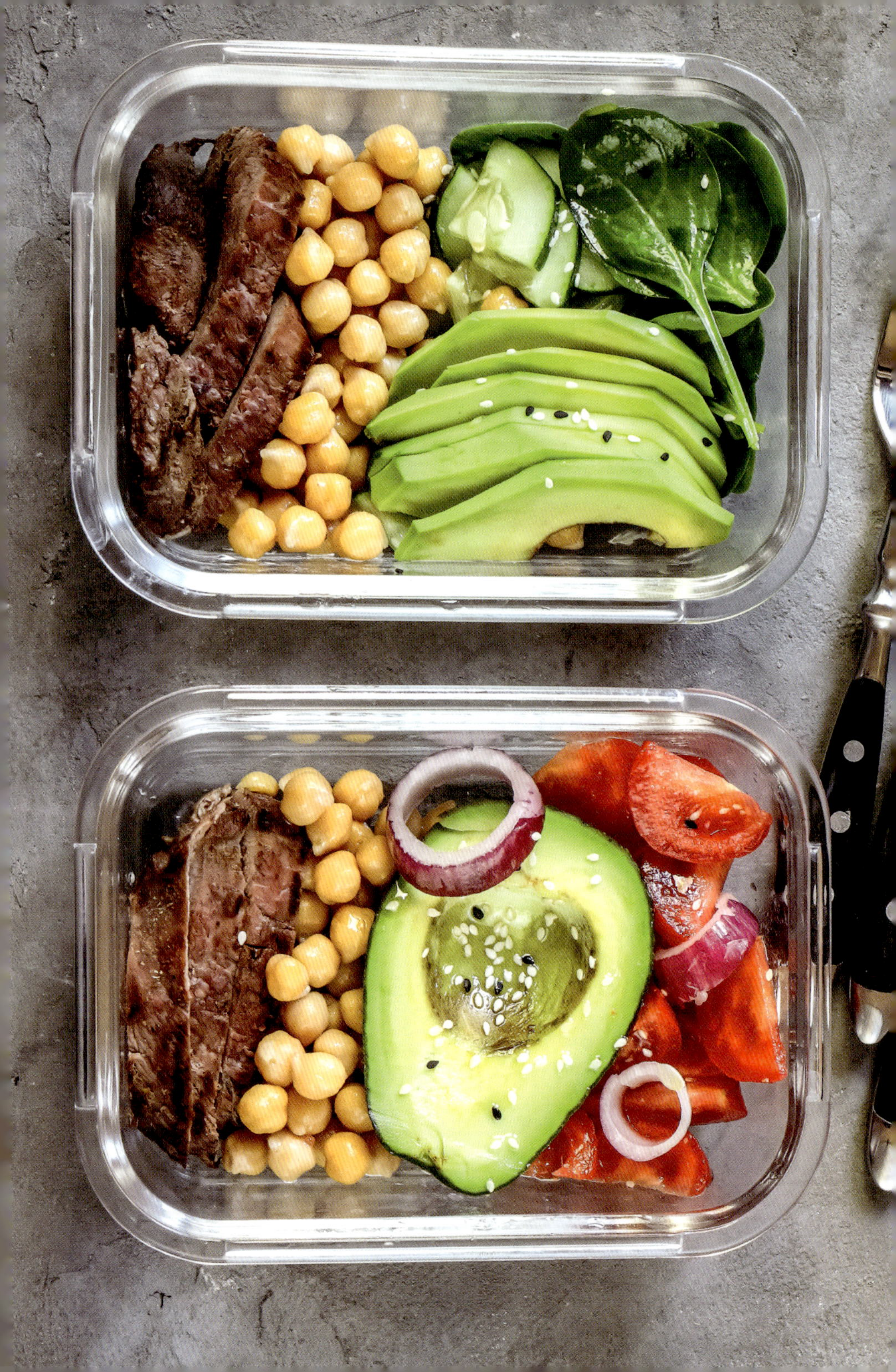

AUSGEWOGENE MAHLZEITEN LEICHT GEMACHT

In Phasen mentaler Schwäche ist die Versorgung des Körpers mit ausreichenden Nährstoffen oftmals nicht leicht zu bewerkstelligen. Viele Menschen neigen dazu, Mahlzeiten auszulassen, oder treffen ungünstige Ernährungsentscheidungen. Bei Energie- und Antriebslosigkeit kann eine qualitativ hochwertige Speisengestaltung zusätzlichen Stress erzeugen. Diese ist jedoch gerade in solchen Phasen enorm wichtig. Die Zusammensetzung der Nahrung wirkt sich auf die Darmbakterien aus. Eine einseitige Ernährung reduziert die Vielfalt und lässt „schlechte" Darmbakterien vermehrt auftreten.

Dieses Kapitel soll Ihnen einen Überblick über Möglichkeiten geben, eine gesunde Ernährung einfach und schnell in den Alltag zu integrieren.

Tipps für den Alltag

- **Planen Sie regelmäßige Mahlzeiten ein.** Routine hilft Ihnen dabei, keine Mahlzeiten zu vergessen und Ihren Körper regelmäßig mit Nährstoffen zu versorgen. Durch diese Mahlzeitenstruktur können Sie zudem Heißhunger vorbeugen. Regelmäßige Mahlzeiten liefern Ihnen den gesamten Tag über Energie. Somit sind Sie morgens schnell wach und abends noch aktiv.
- **Kochen Sie größere Mengen und frieren Sie den Rest ein.** Gerichte wie Aufläufe, Laibchen, Knödel, Currys und Eintöpfe sind im Tiefkühlfach über mehrere Wochen haltbar und stehen somit jederzeit zur Verfügung.
- **Nutzen Sie die Möglichkeit des Supermarkt-Onlineshops**, wenn Ihnen die Kraft für den Lebensmitteleinkauf fehlt.
- **Auch Fertiggerichte sind manchmal völlig in Ordnung!** Achten Sie darauf, dass in Ihrem Menü alle wesentlichen Komponenten (Kohlenhydratbeilage, Eiweißquelle und Gemüse) vorhanden sind. Das Gericht enthält kein Gemüse? Dann machen Sie sich einfach einen Salat dazu oder schneiden Sie ein wenig Rohkost auf.

Fertiggericht ist nicht gleich Fertiggericht. Bevorzugen Sie Gerichte mit überwiegend natürlichen Zutaten. Es empfiehlt sich, die Zutatenliste genau zu lesen und auf meist unnötige Zusatzstoffe, gehärtete Fette sowie Geschmacksverstärker zu kontrollieren. Vor allem eine lange Zutatenliste sollte genauer studiert werden.

→ Keine Zeit zum Kochen? Dann **lassen Sie sich doch einmal Essen liefern**. Alternativen zur fettigen Pizza oder zum Schnitzel stellen asiatische Gerichte (Maki, California Rolls, Gemüse-Wok und Co.), „Bowls“, Gemüsecurrys oder Salate dar. Auch der Wirt von nebenan hat möglicherweise gesündere Alternativen auf seiner Menükarte.

Wer nicht lange überlegen will, dem hilft folgende Liste für eine günstige Auswahl im Lieblingsrestaurant:

Italienisch	• Minestrone, Tomatensuppe • Antipasti mit gegrilltem Gemüse, Mozzarella mit Tomaten und Basilikum • gegrillter Fisch oder mageres Fleisch • Pasta mit fettarmen Saucen (z. B. Gemüseragout, Pomodoro, Arrabiata) • Pizza (ggf. aus Vollkornmehl) mit Gemüse, Schinken, Spinat und Schafkäse • div. Salate
Türkisch	• Hummus und Falafel, Hirtensalat, Linsensuppe, Geflügelspieße mit Gemüse, gefüllte Weinblätter, Bulgursalat, gefülltes Gemüse (z. B. Aubergine/Melanzani), vegetarischer Kebap/Dürüm mit Joghurtsauce • Pide (z. B. mit Spinat und/oder Ziegenkäse) • Kefir, Ayran
Asiatisch	• Misosuppe, Wan-Tan-Suppe, Gemüsesuppen, Tom-Kha-Gai-Suppe • Sojasprossensalat • (Wok-)Reis- oder Nudelpfanne mit gebratenem Gemüse, Tofu, Fisch oder Fleisch • Maki, California Rolls • Obstsalat, Lychees

Indisch	• Linsen-Dal, div. Gemüsecurrys (z. B. Aloo Gobi Masala, Saag/Palak Paneer) • Vegetable Biryani (Safranreis mit Gemüse), Chicken Biryani (Safranreis mit Huhn), • Momos (Teigtaschen), Malai Kofta (Gemüsebällchen) • Mango-Lassi
Im typischen Wirtshaus	• Käferbohnensalat, Salat mit Hühnerstreifen/Schafkäse • Krautfleckerl, Eiernockerl mit Salat, Gemüse-/Krautstrudel, Gemüselaibchen, Linsen mit Knödel, Pilzsauce, Spiegelei mit Cremespinat, Sauerkraut • Putenbrust natur/Kalbsnaturschnitzel mit Gemüse, Tafelspitz mit Wurzelwerk und Beilagen • gebratenes Fischfilet (Zander, Saibling, Forelle, Lachs ...)

Meal prepping

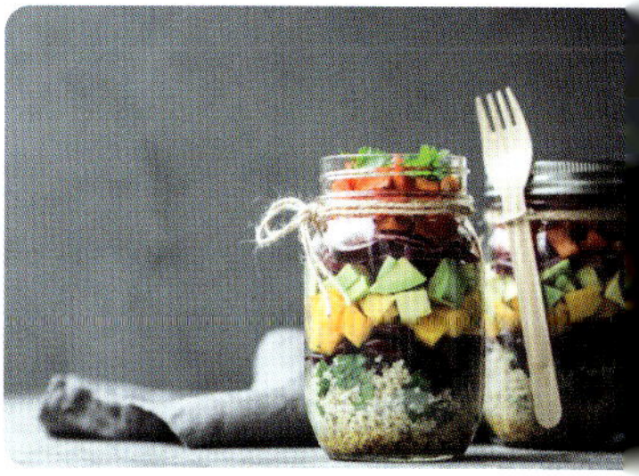

Was versteht man unter „Meal prepping"?

„Meal preparation" ist die englische Bezeichnung für „Essensvorbereitung". In der Praxis bedeutet das, dass man sich das Essen für einen oder mehrere Tage so vorbereitet bzw. herrichtet, dass es zu den Mahlzeiten nur noch verfeinert werden muss.

Wie funktioniert Meal prepping?

Etwas für die kommenden Tage vorzubereiten scheitert meist an der fehlenden Idee. Die folgende Anleitung kann Ihnen dabei helfen, ein passendes Gericht zu kreieren.

1. Wählen Sie Ihre Kohlenhydrat-Basis:

Bevorzugen Sie komplexe, ballaststoffreiche Kohlenhydrate für eine lange Sättigung.

• Reis	• Naturreis	• Wildreis
• Bulgur	• Couscous	• (Vollkorn-)Nudeln
• Hirse	• Quinoa	• Kartoffeln
• Süßkartoffel	• Vollkornbrot/Gebäck	• (Vollkorn-)Wraps
• Grieß	• Polenta	• Dinkel

2. Hochwertige Eiweißquellen:

Pflanzliche Eiweißquellen	Tierische Eiweißquellen
• **Hülsenfrüchte:** Bohnen, Linsen, Kichererbsen, Erbsen, Edamame-Bohnen Tofu, Tempeh, Seitan **Zum Beispiel als:** Dips und Aufstriche Tempeh, Tofu, Seitan mariniert und angebraten Falafel, Sojagranulat, Laibchen in Form von Salaten, Eintöpfen, Currys, etc. • **Getreide:** Amarant, Quinoa, Kartoffeln, Haferflocken, Hirse, Buchweizen, Grünkern, Vollkornprodukte • **Nüsse, Samen und Kerne**	• **magere Fleisch- und Wurstwaren** (Schinken, Roastbeef, Putenbrust, etc.) • **Fisch – bevorzugt aus heimischer Zucht:** Zander, Saibling, Forelle, Wels, Lachs, etc. (mariniert, angebraten, geräuchert, in Pergamentpapiert, etc.) Sardinen, Sardellen, Anchovis • **Milch und Milchprodukte:** Schnitt- oder Hartkäse, Mozzarella, Schafskäse/Ziegenkäse, Halloumi Topfen, Frischkäse, Hüttenkäse, Joghurt, griechischer Joghurt, Skyr, Buttermilch, Sauermilch, Kefir, etc. • **Eier**

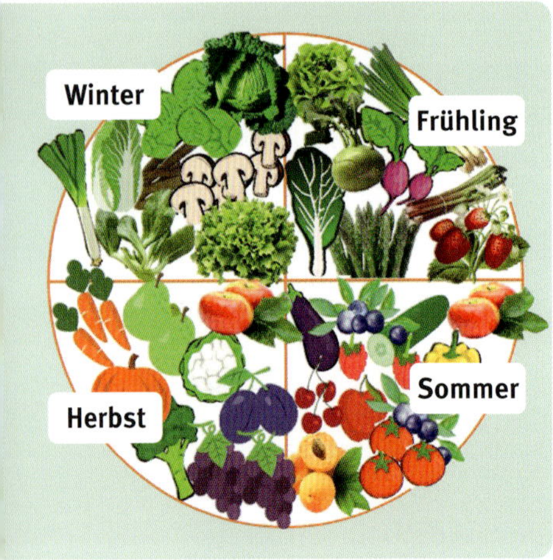

3. Gemüse für die Extraportion Vitamine:

Achten Sie auf eine regionale und saisonale Lebensmittelauswahl. Die bunte Gemüsevielfalt – in roher wie auch in gebratener, gegrillter oder gegarter Form – gibt Ihrem Gericht eine ansprechende Optik.

4. Auch Fette dürfen nicht fehlen:

Achten Sie auf eine qualitativ hochwertige Auswahl:

- Pflanzenöle
  - zum Erhitzen: Rapsöl, Olivenöl
  - für die kalte Küche: Leinöl, Hanföl, Walnussöl, Chiaöl etc.
- Nüsse: roh, gemahlen, als Mus
- Samen: Leinsamen, Chiasamen, Hanfsamen, Sesam, Mohn
- Kerne: Sonnenblumenkerne, Kürbiskerne, Pinienkerne ...
- Avocado
- Oliven

5. Gewürze und Kräuter für den optimalen Genuss:

Mehr als nur Salz! Nutzen Sie die Vielfalt an Gewürzen und Kräutern, um Ihre Speisen abzurunden.

Die folgende Liste soll Ihnen dabei helfen, für Ihre Gerichte die passende Geschmacksergänzung zu finden.

- Gemüse: Kerbel, Petersilie, Basilikum, Pfeffer, Paprika, Knoblauch, Oregano, Schnittlauch, Bohnenkraut
- Geflügel: Majoran, Oregano, Salbei, Koriander, Paprika, Kreuzkümmel, Estragon, Rosmarin, Curry
- rotes Fleisch: Pfeffer, Paprika, Lorbeer, Koriander, Nelken, Knoblauch, Estragon, Thymian, Rosmarin, Salbei
- Fisch: Basilikum, Bohnenkraut, Dill, Estragon, Rosmarin, Salbei, Petersilie, Zitronenschale
- Linsen: Majoran, Thymian, Fenchel, Koriander, Kümmel, Ingwer, Senfsamen, Lorbeer, Rosmarin, Knoblauch, Petersilie
- Süßspeisen: Zimt, Vanille, Nelken, Kakao, Minze, Ingwer, Kardamom, Anis, Orange, Zitrone, Muskat

Weitere Tipps und hilfreiche Küchenutensilien

- Schaffen Sie sich einen kleinen Vorrat von **Aufbewahrungsboxen und -behältern** an, um das vorbereitete Essen aufbewahren und transportieren zu können. Mikrowellengeeignete Glasbehälter eignen sich hierfür besonders gut. Auch leere Schraubgläser können zum Abfüllen von Suppen, Müsli und Co. verwendet werden.
- Haben Sie immer **„Basislebensmittel“** auf Vorrat. Dazu zählen Getreideprodukte wie Hirse, Nudeln, Reis etc., Hülsenfrüchte getrocknet oder als Konservenware, eingelegtes Gemüse und eine Auswahl an Ölen, Nüssen und Samen, woraus sich schnelle Gerichte zubereiten lassen.
- **Gute Planung**: Oftmals hilft es, bereits am Wochenende einen Speiseplan für die ganze Woche zu erstellen, um im Trubel des Alltags nicht auf eine ausgewogene Ernährung zu vergessen.

ZUSAMMENFASSUNG

Die Ernährungstherapie ist neben der medikamentösen Behandlung, ausreichender Bewegung, Entspannungstechniken und Co. ein wichtiges Standbein, um Depressionen erfolgreich zu behandeln. Die Umstellung der Ernährungsgewohnheiten kann zahlreiche positive Effekte haben. Jedoch ist es ebenso wichtig, nicht auf eine ärztliche Betreuung zu verzichten. Eine ausgewogene Ernährung kann sehr hilfreich sein, sollte jedoch nie als einziger Aspekt der Therapie verstanden werden.

Zusammenfassende Empfehlungen für einen Ernährungs- und Lebensstil mit antidepressiver Wirkung

1) regelmäßige Mahlzeiten
2) ausgewogenes Fettsäuremuster durch pflanzliche Öle, Nüsse und Samen
3) regelmäßiger Konsum von Fischen mit reichlich Omega-3-Fettsäuren (Lachs, Makrele, Hering …)
4) regelmäßige Zufuhr von hochwertigem Eiweiß (Fisch, Fleisch, Eier, Milch und Milchprodukte, Hülsenfrüchte)
5) Vollkornprodukte bevorzugt verwenden
6) Obst und Gemüse: „5 am Tag“ – auf Vielfalt und Abwechslung achten (Stichwort: bunter Teller)
7) ausreichend Wasser und andere zucker- und süßstofffreie Getränke
8) Genussmittel selten und in kleinen Mengen verzehren

Weitere Empfehlungen für einen gesunden Lebensstil:

- viel Bewegung
- regelmäßig an die frische Luft gehen
- Entspannungstechniken und Umgang mit Stress
- ausreichend schlafen

REZEPTE

In diesem Kapitel widmen wir uns der praktischen Umsetzung einer ballaststoff- und nährstoffreichen Ernährung. Schnelle und einfache Gerichte sollen Ihnen dabei helfen, Ihren regelmäßigen Mahlzeitenrhythmus unter Kontrolle zu halten und Ihren Körper – ohne viel Aufwand – mit wichtigen Nährstoffen zu versorgen. Im Anschluss finden Sie eine Auswahl an schmackhaften Rezepten.

Der Rezeptteil gliedert sich in folgende Abschnitte

- Frühstück
- Aufstriche
- Drinks und Smoothies
- Suppen
- Salate
- Hauptspeisen
  - vegetarisch
  - mit Fleisch
  - mit Fisch
- süße Hauptgerichte und Desserts

Sofern nicht anders angegeben, sind die folgenden Rezepte für zwei beziehungsweise vier Personen berechnet. Ausnahmen bilden Speisen, welche aufgrund ihrer Rezeptur eine größere Menge erfordern (z. B. Kuchen, Quiche).

Bei einigen Rezepten finden Sie ergänzende Tipps für die Zubereitung, die Auswahl der Zutaten oder die Verbesserung der Verträglichkeit.

Da bestimmte Lebensmittel im deutschen, österreichischen oder schweizerischen Sprachraum unterschiedlich benannt werden, finden Sie am Ende des Buches ein Küchenlexikon, welches Ihnen bei unbekannten Bezeichnungen weiterhilft.

Für eine weitere Orientierung sind die Rezepte mit Symbolen gekennzeichnet

 glutenfrei

 Quelle für Omega-3-Fettsäuren

 rein pflanzlich (vegan)

 Die Speise eignet sich gut zum Einfrieren.

 Bürotauglich. Die Speisen können gut vorbereitet werden und lassen sich problemlos in die Arbeit, Schule etc. mitnehmen. Hierfür eignen sich Einweggläser oder gut verschließbare Behältnisse.

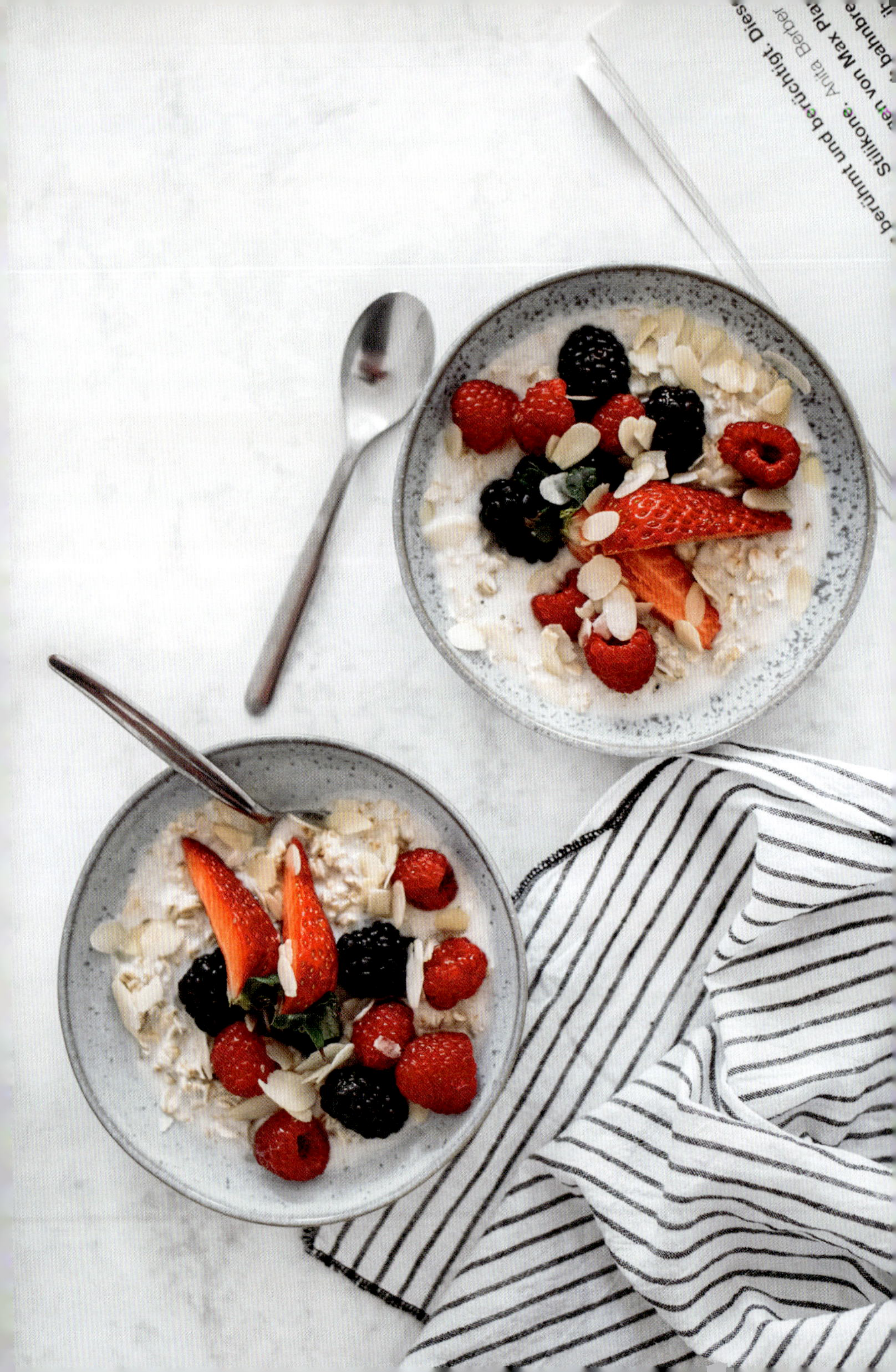

FRÜHSTÜCK

SOMMERMÜSLI MIT BEEREN UND MANDELSPLITTERN

Zutaten für 2 Portionen:

- 50 g Erdbeeren
- 50 g Himbeeren
- 50 g Brombeeren
- 200 ml Buttermilch
- 75 g Magerquark/-topfen
- 1 TL Honig
- 75 g Haferflocken
- 2 TL Mandelsplitter

Zubereitung:
Beeren gut waschen und trocken tupfen, Erdbeeren putzen und halbieren. Buttermilch mit Quark und Honig glatt rühren. Die Haferflocken unter die Buttermilch-Quark-Masse mischen und die Beeren vorsichtig unterrühren. Das fertige Müsli in einer Schale anrichten und mit Mandelsplittern garniert servieren.

Tipp: Für eine laktosefreie Variante verwenden Sie laktosefreien Quark und laktosefreie Buttermilch.

GUTE-LAUNE-HAFERPORRIDGE

Zutaten für 2 Portionen:

- 80 g Haferflocken
- 250 ml Milch
- 200 ml Wasser
- ½ TL Zimt, 1 Prise Salz
- 1 EL Leinsamen, geschrotet
- 2 EL Walnüsse, gehackt
- 2 EL Cashewkerne, gehackt
- 2 EL Amarant-Pops
- 1 EL Cranberrys, getrocknet, ungezuckert
- 1 Banane
- 2 TL ungezuckertes Nussmus nach Belieben (z. B. Erdnussmus, Mandelmus)
- 100 g Naturjoghurt

Zubereitung:
Haferflocken, Milch, Wasser und Salz in einen kleinen Topf geben und unter Rühren 10 Minuten köcheln lassen. Je nach Konsistenz noch etwas Milch dazugeben. Die Konsistenz soll cremig sein. Währenddessen die Toppings vorbereiten (Obst schneiden, Nüsse hacken usw.). Den Porridge auf zwei Schüsseln aufteilen und mit Bananenscheiben, Nüssen, Leinsamen, Cranberrys und Amarant-Pops belegen. Zum Schluss das Ganze mit Zimt, einem Klecks Nussmus und Joghurt verfeinern.

Tipp: Für eine laktosefreie Variante verwenden Sie laktosefreie Milchprodukte oder pflanzliche Alternativen.

KNUSPERMÜSLI (GRANOLA)

Zutaten für 1 Blech:

- 300 g Getreideflocken (Haferflocken, Dinkelflocken, Hirseflocken ...)
- 80 g Nüsse, gehackt (z.B. Mandeln, Haselnüsse, Walnüsse)
- 1 TL Zimt
- 1 Prise Salz
- 50 ml Kokosöl
- 100 ml Honig

Optional:

- Trockenfrüchte (Rosinen, Cranberrys, getr. Apfelspalten, Bananenchips etc.)
- Samen (Leinsamen, Chiasamen, Hanfsamen etc.)
- Kerne (Sonnenblumenkerne, Kürbiskerne etc.) Kokosflakes, Schokoladenstücke, Quinoa-Pops, Amarant-Pops etc.

Zubereitung:

Getreideflocken, gehackte Nüsse, Zimt und Salz in eine Schüssel geben. Honig und Kokosöl erwärmen und anschließend über die restlichen Zutaten leeren. Alles gut vermischen. Die Masse auf einem mit Backpapier ausgelegten Backblech verteilen und bei 180 °C Ober- und Unterhitze für ca. 10 Minuten backen. Dann das Granola einmal durchmischen und nochmals für ca. 10–15 Minuten backen. Auskühlen lassen und anschließend in einen luftdichten Behälter füllen.

Das fertige Granola kann je nach Vorlieben noch mit weiteren Zutaten ergänzt werden.

Tipp: Für eine vegane Alternative tauschen Sie Honig gegen Ahornsirup, Agavendicksaft oder Reissirup.

BUCHWEIZENMÜSLI MIT SKYR

Zutaten für 2 Portionen:

- 50 g Buchweizen
- ½ TL Zimt
- 400 g Skyr
- 50 g getrocknete Pflaumen
- 30 g Nüsse
- 2 Mandarinen
- 400 ml Wasser

Zubereitung:

Buchweizen für etwa 2 Stunden in kaltem Wasser einweichen. Anschließend abseihen und in einen Topf geben. Mit 400 ml Wasser aufgießen und bei mittlerer Hitze ca. 10 bis 15 Minuten köcheln lassen, danach abseihen und abkühlen lassen. Währenddessen Skyr glatt rühren und mit Zimt würzen. Pflaumen klein schneiden, Nüsse fein hacken. Mandarinen schälen und die Spalten voneinander lösen. Buchweizen mit den übrigen Zutaten vermengen und mit Mandarinen garnieren.

Tipp: Für eine laktosefreie Variante verwenden Sie laktosefreie Milchprodukte oder pflanzliche Alternativen.

OVERNIGHT OATS MIT KAROTTE UND APFEL

Zutaten für 2 Portionen:

- 100 g kernige Hafer- oder Dinkelflocken
- 200 g Milch
- 100 g Skyr
- 1 Apfel
- 1 EL Rosinen
- 1 Karotte
- 1 EL Leinsamen, geschrotet
- 50 g Walnüsse/Mandeln, gehackt
- ½ TL Zimt
- 1 Prise Vanille, gemahlen

Zubereitung:

Getreideflocken und Leinsamen in ein verschließbares Behältnis füllen und mit Milch verrühren. Apfel und Karotte raspeln und zur Masse geben. Nüsse und Rosinen untermischen und mit Zimt und Vanille verfeinern. Das Behältnis verschließen und über Nacht in den Kühlschrank stellen. Am nächsten Morgen Skyr untermengen und genießen.

Tipp: Für eine laktosefreie Variante verwenden Sie laktosefreie Milchprodukte oder pflanzliche Alternativen.

HAFER-MILCHREIS MIT WARMEN PFLAUMEN

Zutaten für 2 Portionen:

Für den Milchreis:

- 120 g Rundkornreis
- ¾ l Haferdrink, ungesüßt
- 1 TL Vanille, gemahlen
- 2 TL Zucker/Honig oder alternatives Süßungsmittel
- 1 Prise Salz

Für die warmen Zwetschgen:

- 500 g Zwetschgen, entkernt
- Zimt, evtl. Süßungsmittel nach Bedarf

Zubereitung:

Reis mit Haferdrink und Vanille in einem Topf aufkochen. Hitze reduzieren und für ca. 30 Minuten bei halb geschlossenem Deckel köcheln lassen. Regelmäßig umrühren, damit der Reis nicht anbrennt. Süßen und gegebenenfalls noch etwas Flüssigkeit beigeben.

Zwetschgen klein schneiden und in einem separaten Topf mit 1 EL Wasser erwärmen, bis sie leicht zerfallen. Mit Zimt verfeinern und nach Bedarf süßen.

Den fertigen Milchreis in zwei Schüsseln anrichten und mit den warmen Zwetschgen servieren.

Tipp:

- Anstelle von Haferdrink kann auch Kuhmilch oder eine andere pflanzliche Alternative wie z. B. Soja- oder Reisdrink verwendet werden.
- Soll es etwas schneller gehen, eignet sich auch ein fertiges Kompott oder Mus.

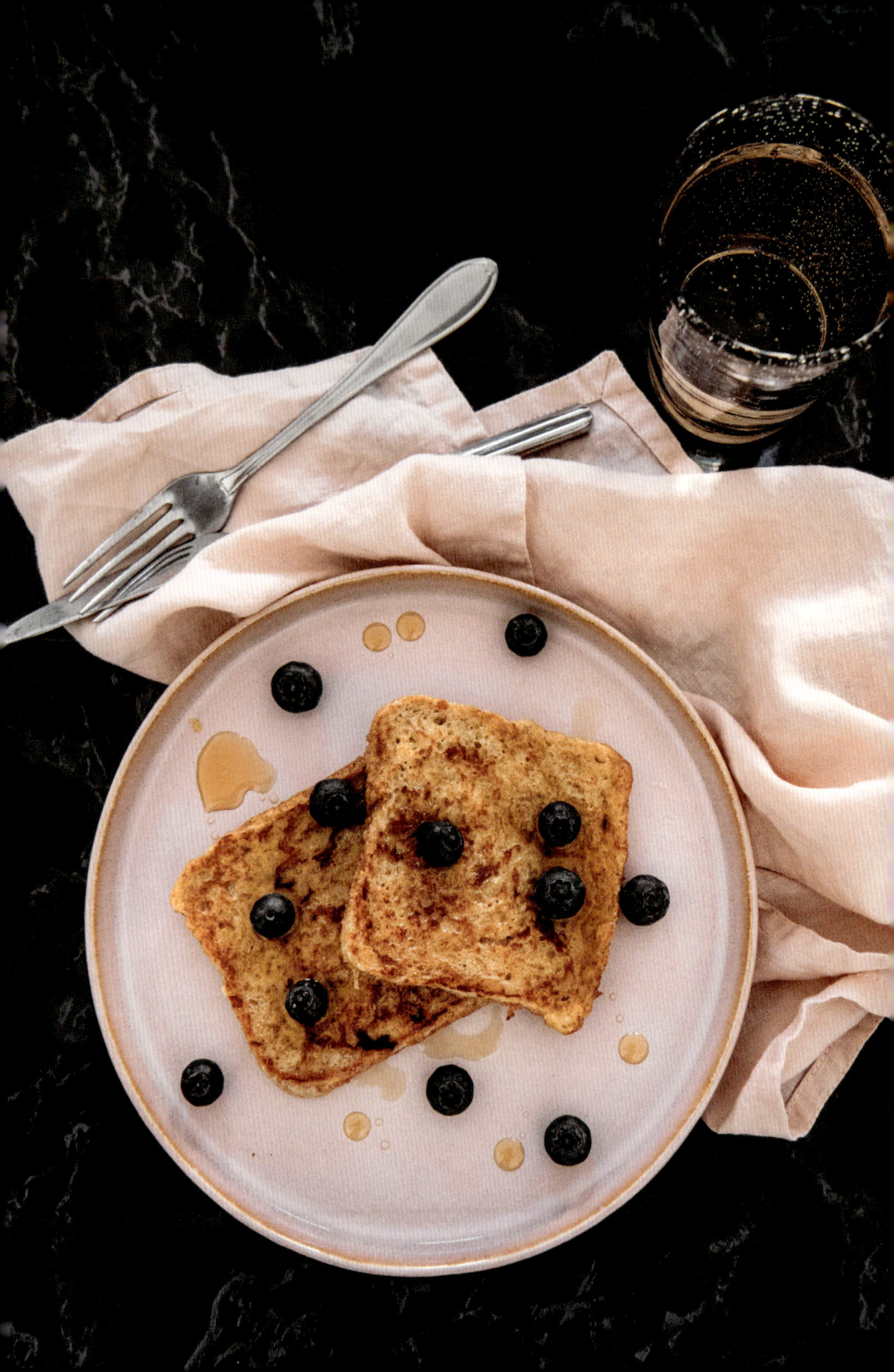

FRENCH TOAST MIT BLAUBEEREN

Zutaten für 2 Portionen:

- 2 Eier
- 200 ml Milch
- 1 TL Puderzucker/Staubzucker
- 4 Scheiben Vollkorntoastbrot
- 1 TL Butter
- 125 g Blaubeeren/Heidelbeeren
- 1 TL Ahornsirup

Zubereitung:
Eier in einem tiefen Teller aufschlagen und gemeinsam mit Milch und Zucker verquirlen. Toastbrotscheiben beidseitig in die Ei-Milch-Masse tunken, Butter in einer beschichteten Pfanne erhitzen. Die Brotscheiben ca. 3 Minuten goldbraun braten. Beeren waschen und mit einem Küchentuch abtupfen. Toastbrotscheiben auf einem Teller anrichten und mit Ahornsirup und Beeren garniert servieren.

Tipp: Für eine laktosefreie Variante verwenden Sie laktosefreie Milch oder pflanzliche Alternativen.

OMELETT MIT GEMÜSE

Zutaten für 2 Portionen:

- 4 Eier
- ¼ Paprika
- ½ Zucchini
- 1 Zwiebel
- 2 kleine Tomaten
- 1 TL Rapsöl
- Salz, Pfeffer

Zubereitung:
Zwiebel schälen und klein hacken. Paprika, Zucchini und Tomaten waschen und klein schneiden. Öl in einer Pfanne erhitzen und das Gemüse darin anbraten. Eier versprudeln und mit Salz und Pfeffer würzen. Eimasse über das Gemüse gießen und bei niedriger Hitze anbraten. Omelett vorsichtig wenden und goldbraun braten. Anschließend zusammenklappen und servieren.

DINKELVOLLKORN-BRÖTCHEN

Zutaten für ca. 12 Brötchen:

- 500 g Dinkelvollkornmehl
- 120 ml lauwarmes Wasser
- 1 Pkg. Trockenhefe/-germ
- 1 Prise Salz
- 40 g Butter
- 200 ml Milch

Zubereitung:
Mehl, Salz und Trockenhefe vermengen. Butter und Milch auf kleiner Flamme zergehen lassen und danach eventuell etwas abkühlen lassen – die Mischung sollte lauwarm sein. Beides mit dem Teig vermengen und gut durchkneten. Anschließend für 20 Minuten an einem warmen Ort rasten lassen. Teigstücke zu je 70 g formen und flach drücken. Noch einmal für 25 Minuten rasten lassen. Backofen auf 200 °C Heißluft vorheizen und die Teiglinge mit Wasser besprühen. Brötchen ca. 20 Minuten goldgelb backen.

DINKELVOLLKORN-PANCAKES (GRUNDREZEPT)

Zutaten für 2 Portionen:

- 100 g Dinkelvollkornmehl
- 1 TL Backpulver
- 100 ml Sojadrink
- 2 Eier
- 2 TL Honig

Zubereitung:

Mehl mit Backpulver vermischen und gemeinsam mit Sojadrink, Honig und Eiern zu einem dickflüssigen Teig verrühren. Eine beschichtete Pfanne erwärmen und ca. 2 EL Teig für einen Pancake eingießen. Bei mittlerer Hitze beidseitig goldbraun backen. Anschließend aus der Pfanne nehmen und warm stellen.

Tipps:

- Als Topping empfehlen sich verschiedene Obstsorten, Trockenfrüchte, Nüsse und Samen sowie Frischkäse, Topfen/Quark und Konfitüre/Marmelade.
- Für eine rein pflanzliche Variante können Sie die Eier durch 160 g Apfelmus ersetzen. Anstelle von Honig eignen sich beispielsweise Ahornsirup, Agavendicksaft oder Reissirup.

TOASTBROT

Zutaten für 1 Brot:

- 500 g Weizenvollkornmehl
- 10 g Zucker
- 5 g Salz
- 20 g frische Hefe/Germ
- 160 ml Wasser
- 160 ml Milch
- 50 g Butter

Zubereitung:

Wasser, Milch und Butter vermischen und leicht erhitzen. Die Hefe darin auflösen. Die Mischung mit Mehl, Zucker und Salz vermengen und daraus einen Hefeteig zubereiten. Anschließend für ca. 30 Minuten rasten lassen.

Den Teig nochmals gut durchkneten und einen länglichen Wecken formen. In eine ausgefettete oder mit Backpapier belegte Kastenform legen und erneut 15 Minuten rasten lassen.

Zum Schluss mit Wasser besprühen und für etwa 40 Minuten bei 180° C Heißluft backen.

Toastbrot danach aus der Form nehmen und auf einem Gitter vollständig abkühlen lassen.

SONNENBLUMEN-KAROTTEN-WECKERL

Zutaten für 10 Brötchen:

- 300 ml Wasser
- 350 g Weizenvollkornmehl
- 150 g Roggenmehl
- 30 g Sonnenblumenkerne
- 1 Karotte (ca. 70 g)
- 10 g Leinsamen, geschrotet
- 10 g Salz
- 10 g frische Hefe/Germ

Zubereitung:

Karotte waschen und grob reiben. Mit den restlichen Zutaten zu einem Hefeteig verarbeiten und diesen für ca. 30 Minuten gehen lassen.

Den Teig auf einer bemehlten Arbeitsfläche in ca. 10 gleich große Stücke teilen und zu Brötchen formen. Diese danach nochmals 15 Minuten gehen lassen. Inzwischen den Backofen auf 210 °C Umluft vorheizen. Die Brötchen für ca. 20 Minuten backen.

AUFSTRICHE

RADIESCHEN-KRESSE-AUFSTRICH

Zutaten für 4 Portionen:

- 100 g Magerquark/-topfen
- 50 g Frischkäse natur
- 1 EL Naturjoghurt
- 100 g (= ca. 1 Bund) Radieschen
- 1 TL Zitronensaft
- Kresse, Salz, Pfeffer

Zubereitung:
Die Radieschen waschen, abtrocknen und raspeln oder in kleine Stücke schneiden. Quark, Naturjoghurt und Frischkäse mit Zitronensaft verrühren. Radieschen unterrühren und mit Salz, Pfeffer und Kresse abschmecken.

Tipp: Für eine laktosefreie Variante verwenden Sie laktosefreie Milchprodukte.

GEMÜSE-KÄSE-AUFSTRICH

Zutaten für 4 Portionen:

- 150 g Magerquark/-topfen
- 50 g Hartkäse
- 100 g Frischkäse natur
- 2 mittelgroße Karotten
- frischer Schnittlauch
- Salz, Pfeffer

Zubereitung:
Käse reiben, Karotten waschen und fein raspeln. Schnittlauch waschen, trocken tupfen und hacken. Alle Zutaten miteinander vermengen und mit Salz und Pfeffer abschmecken.

Tipp: Für eine laktosefreie Variante verwenden Sie laktosefreie Milchprodukte.

LACHSMOUSSE

Zutaten für 4 Portionen:

- 2 EL Frischkäse natur
- 1 TL Zitronensaft
- 300 g Räucherlachs
- Salz, Pfeffer

Zubereitung:
Lachs in Streifen schneiden und gemeinsam mit Frischkäse und Zitronensaft in den Mixer geben. Durchmixen, bis eine sämige Masse entsteht. Mit Salz und Pfeffer abschmecken.

Tipp: Für eine laktosefreie Variante verwenden Sie laktosefreien Frischkäse.

KÄFERBOHNEN-NUSS-AUFSTRICH

Zutaten für 4 Portionen:

- 200 g Käferbohnen aus dem Glas, abgetropft
- ½ rote Zwiebel
- 40 ml Kürbiskernöl
- Salz, Pfeffer
- 1 TL Senf
- 1 TL Balsamicoessig
- 60 g Walnüsse
- Petersilie oder Schnittlauch, gehackt

Zubereitung:

Zwiebel schälen und fein schneiden. Käferbohnen abseihen und mit kaltem Wasser abspülen. Bohnen, Zwiebel, Öl, Essig, Senf, Salz und Pfeffer in einer Schüssel fein pürieren. Walnüsse fein hacken und untermengen. Mit gehackten Kräutern abschmecken.

Tipp: Statt Käferbohnen aus dem Glas/der Konserve können auch frische Käferbohnen verwendet werden. Hierfür mehr Zeit einplanen, da diese erst gekocht werden müssen.

EIAUFSTRICH

Zutaten für 4 Portionen:

- 4 hart gekochte Eier
- 1 TL Estragonsenf
- 1 TL weißer Balsamicoessig
- 150 g Magerquark/-topfen
- 2 EL Rapsöl
- 2 Handvoll Petersilienblätter
- Salz, Pfeffer

Zubereitung:

Eier schälen und klein würfelig schneiden. Mit Senf, Essig, Quark, Salz und Pfeffer vermengen und mit einem Stabmixer glatt pürieren. Anschließend Öl hinzufügen und noch einmal gut verrühren. Mit fein gehackter Petersilie bestreuen.

Tipp: Für eine laktosefreie Variante verwenden Sie laktosefreien Quark.

SCHOKO-BANANEN-AUFSTRICH

Zutaten für 2 Portionen:

- 1 reife Banane
- 100 g Magerquark/-topfen
- 2 EL Walnüsse, gemahlen
- 1 EL Kakaopulver
- etwas Zitronensaft

Zubereitung:

Die Banane mit der Gabel in einer kleinen Schüssel zerdrücken. Die restlichen Zutaten hinzugeben und alles miteinander vermischen.

Tipp: Für eine laktosefreie Variante verwenden Sie laktosefreien Quark.

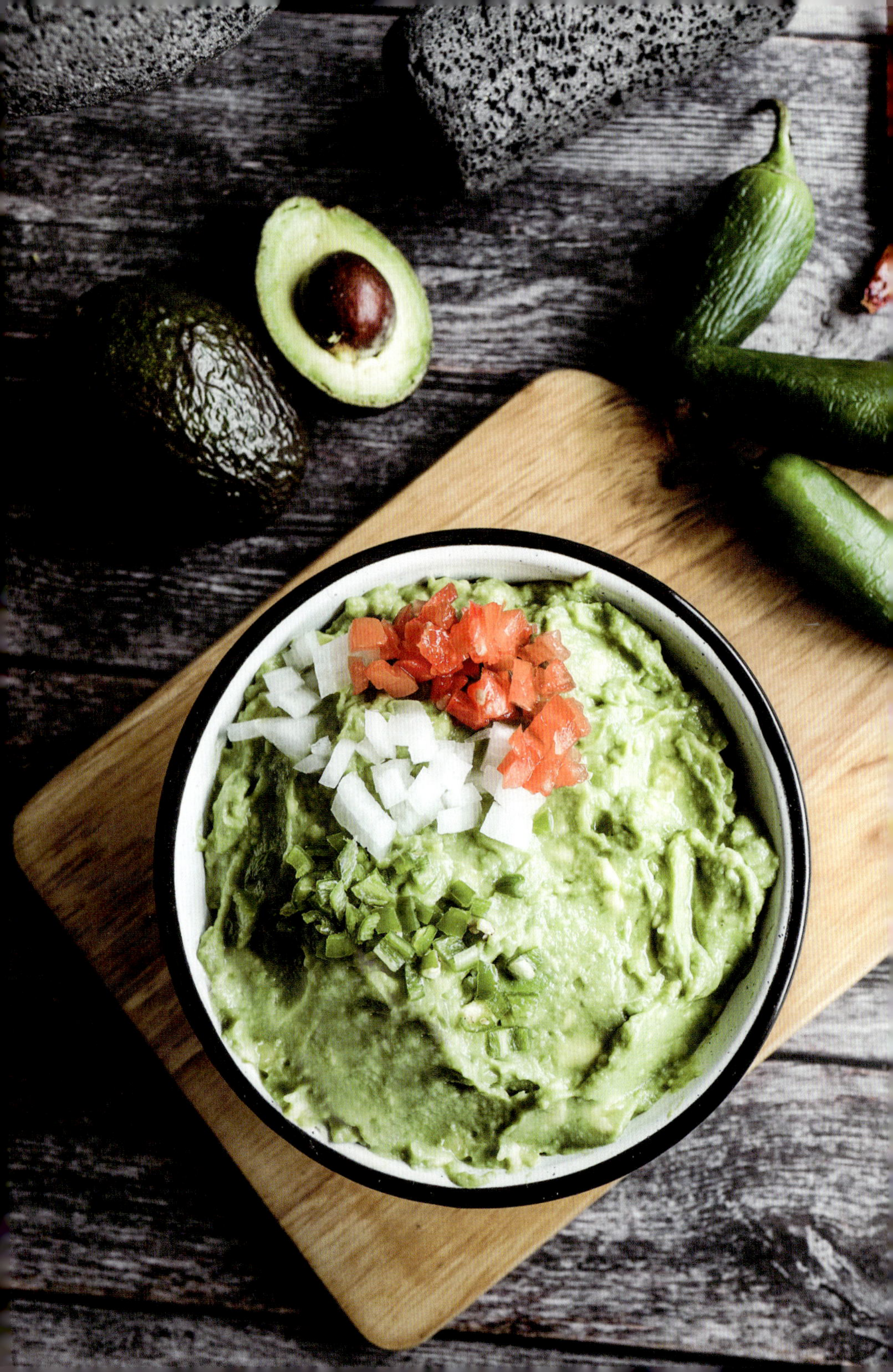

GUACAMOLE (AVOCADOAUFSTRICH)

Zutaten für 4 Portionen:

- 2 reife Avocados
- Saft von 1 Limette
- 1 kleine rote Zwiebel
- 1 große Tomate
- 1 Knoblauchzehe
- 2 EL Koriander, gehackt
- 1 Chilischote
- Salz

Zubereitung:
Avocados halbieren und den Kern entfernen. Das Fruchtfleisch mit einem Löffel herauslösen. Limettensaft dazugeben und mit einer Gabel zu einem feinen Mus zerdrücken. Das Kerngehäuse der Tomate entfernen und das Fruchtfleisch klein würfelig schneiden. Zwiebel, Knoblauch und Koriander fein hacken. Chilischote halbieren, Stiel und Samen entfernen und die Schote sehr fein hacken. Alles zur Avocadomasse geben, vermischen und mit Salz abschmecken.

Tipp: Für etwas weniger Schärfe kann die Chilischote weggelassen werden.

AVOCADO-FRISCHKÄSE MIT RÄUCHERLACHS

Zutaten für 4 Portionen:

- 1 reife Avocado
- Saft von ½ Zitrone
- 100 g fettarmer Frischkäse natur
- 1 Frühlingszwiebel
- frischer Dill
- 100 g Räucherlachs
- Salz, Pfeffer

Zubereitung:
Avocado schälen, halbieren und den Kern entfernen. Fruchtfleisch mit Frischkäse und Zitronensaft vermengen. Anschließend mit dem Pürierstab pürieren. Frühlingszwiebel waschen, putzen und in feine Ringe schneiden. Dill waschen, trocken tupfen und hacken. Gemeinsam mit Frühlingszwiebel unter die Avocado-Frischkäse-Masse rühren. Mit Salz und Pfeffer würzen. Räucherlachs in feine Streifen schneiden und einrühren.

Tipp: Für eine laktosefreie Variante verwenden Sie laktosefreien Frischkäse.

MEDITERRANER TOFUAUFSTRICH

Zutaten für 4 Portionen:

- 150 g geräucherter Tofu
- 4 getrocknete Tomaten
- 6 schwarze Oliven
- 1 Knoblauchzehe
- 2 EL Olivenöl
- 1 TL Balsamicoessig
- 2 EL frisches Basilikum
- Salz, Pfeffer

Zubereitung:
Tofu in Würfel schneiden, getrocknete Tomaten, Oliven und Knoblauch grob hacken. Basilikum waschen und zerkleinern. Tofu, Tomaten, Oliven, Knoblauch, Öl und Essig mit einem Pürierstab zu einer homogenen Masse verarbeiten. Mit Salz und Pfeffer würzen und abschließend Basilikum untermengen.

Tipp: Für eine glutenfreie Variante verwenden Sie Tofusorten, die mit glutenfreier Sojasauce zubereitet wurden.

HUMMUS (KICHERERBSENAUFSTRICH)

Zutaten für 4 Portionen:

- 240 g Kichererbsen, gegart
- 5 EL Tahin (Sesampaste)
- 2 Knoblauchzehen
- Saft von ½ Zitrone
- 1 KL Kreuzkümmel
- 3 EL Olivenöl
- Salz, Pfeffer
- 80–100 ml kaltes Wasser

Zubereitung:
Kichererbsen abseihen und mit kaltem Wasser gut abspülen. In ein Mixbehältnis füllen und gepresste Knoblauchzehen, Tahin, Olivenöl, Salz, Pfeffer, Kreuzkümmel, den Zitronensaft und Wasser hinzugeben. Alles mixen, bis die Masse eine cremige Konsistenz hat. Sollte der Hummus noch zu fest sein, noch etwas mehr Wasser oder noch einen Esslöffel Olivenöl beimengen.

Tipp: Statt Kichererbsen aus dem Glas/der Konserve können auch frische Kichererbsen verwendet werden. Hierfür mehr Zeit einplanen, da diese erst gekocht werden müssen.

ERDNUSSMUS

Zutaten für 1 Glas à 200 g:

- 250 g Erdnüsse
- 1 KL grobes Salz

Zubereitung:
Erdnüsse in einer Pfanne ohne Öl anrösten. ¾ davon mit dem Salz in einem leistungsstarken Zerkleinerer so lange mixen, bis die gewünschte Konsistenz entsteht. Zuletzt den Rest der Erdnüsse entweder als Ganzes oder klein gehackt untermischen.

DRINKS UND SMOOTHIES

MELONEN-GURKEN-DRINK

Zutaten für 4 Portionen:

- ½ Honigmelone
- ½ Salatgurke
- 1 Avocado
- 3 EL Zitronensaft
- 1 Handvoll Basilikumblätter

Zubereitung:
Melone entkernen, schälen und in Würfel schneiden. Gurke waschen und ebenso in Würfel schneiden. Avocado halbieren, Kern herauslösen und Schale entfernen. Alle Zutaten miteinander vermengen und im Mixer pürieren.

BANANEN-FRAPPUCCINO

Zutaten für 4 Portionen:

- 1 Banane, gefroren
- 50 ml kalter Espresso
- 300 ml Sojadrink

Für das Topping:

- Kakaoraspeln
- Zimt

Zubereitung:
Banane im Vorhinein einfrieren. Dazu schälen, in Stücke schneiden und in einem Gefrierbeutel in den Tiefkühler geben.

Banane, Sojadrink und Espresso in ein Mixbehältnis füllen und fein mixen. Auf zwei Gläser aufteilen und mit Zimt oder Kakaoraspeln verfeinern.

ROTE-BETE-POWERDRINK

Zutaten für 2 Portionen:

- 100 g Rote Bete/ Rote Rüben
- 2 kleine Karotten
- 1 Apfel
- Saft von 1 Zitrone
- 10 g frischer Ingwer
- 100 ml kaltes Wasser

Zubereitung:
Karotten und Apfel waschen und in Stücke schneiden. Rote Bete schälen und vierteln. Alles in ein Mixbehältnis geben. Zitronensaft, Ingwer und Wasser hinzufügen. Mixen und auf zwei Gläser aufteilen.

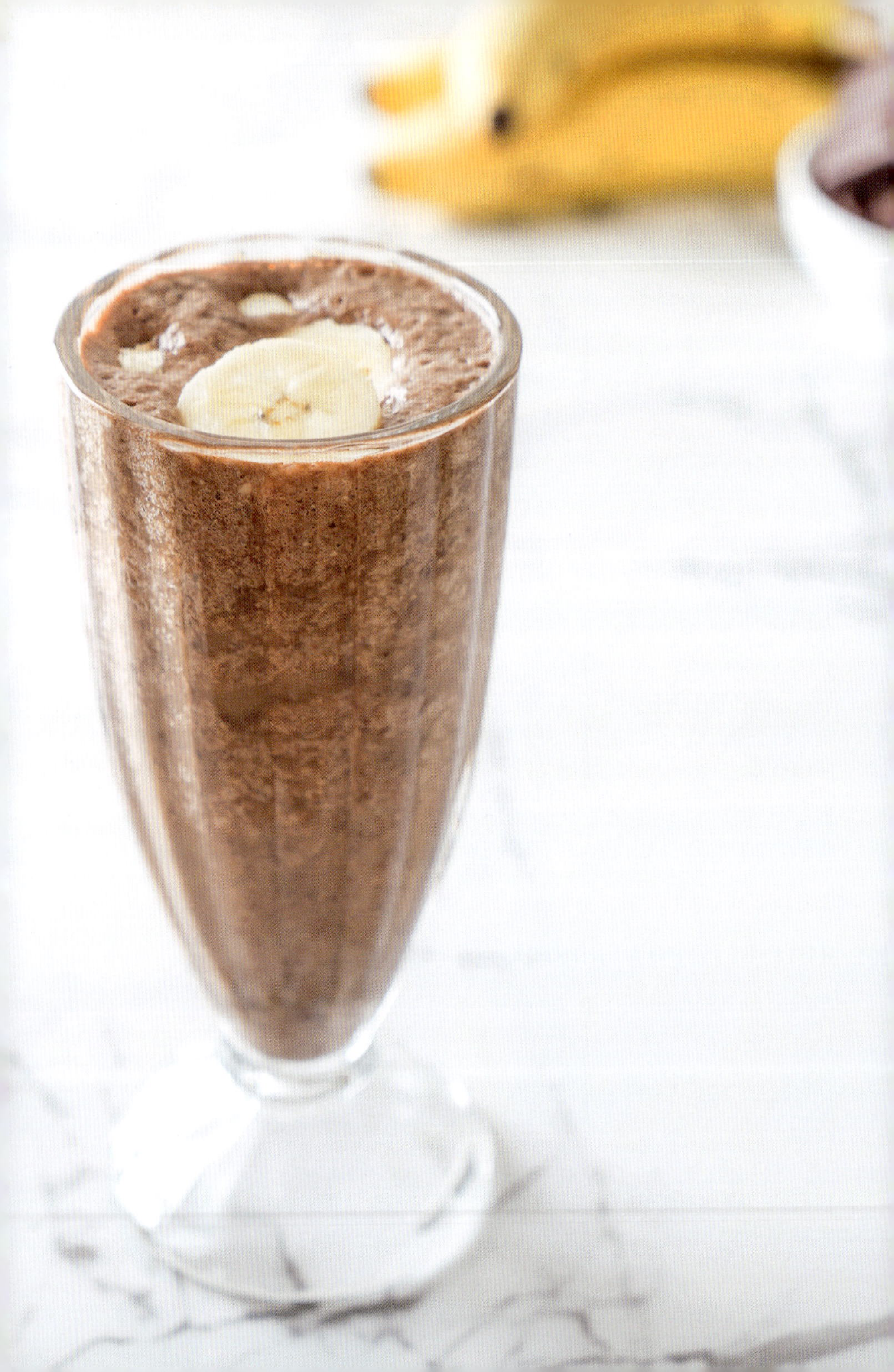

SCHOKO-BANANEN-MILCH

Zutaten für 2 Portionen:

- 500 ml Sauermilch
- 2 reife Bananen
- 2 TL Bitterkakaopulver

Zubereitung:
Bananen schälen und in grobe Stücke schneiden. Alle Zutaten miteinander vermengen und mit dem Pürierstab durchmixen.

FRUCHT-BUTTERMILCH

Zutaten für 4 Portionen:

- 200 g Himbeeren
- 1 Apfel
- 1 Birne
- 500 ml Buttermilch

Zubereitung:
Obst waschen, Apfel und Birne entkernen und den Stiel entfernen. Beides klein würfelig schneiden. Alle Zutaten miteinander vermengen und im Mixer pürieren.

Tipp: Für eine laktosefreie Variante verwenden Sie laktosefreie Buttermilch.

ANANAS-KOKOS-SMOOTHIE MIT HANFSAMEN

Zutaten für 2 Portionen:

- 400 ml Kokosdrink
- ¼ Ananas
- Saft von ½ kleinen Zitrone
- 1 TL Vanillezucker
- 1 TL Hanfsamen

Zubereitung:
Ananas schälen, klein schneiden und fein pürieren. Mit Zitronensaft, Zucker und Kokosdrink vermengen und zu einer sämigen Flüssigkeit mixen. Mit Hanfsamen bestreuen.

PFIRSICH-BUTTERMILCH

Zutaten für 2 Portionen:

- 500 ml Buttermilch
- 2 Pfirsiche
- 2 TL Chiasamen

Zubereitung:
Pfirsiche waschen, vom Stein befreien und grob schneiden. Gemeinsam mit der Buttermilch zu einer cremigen Masse pürieren. Chiasamen einrühren und für ca. 1 Stunde im Kühlschrank quellen lassen. Vor Genuss noch einmal umrühren.

Tipp: Für eine laktosefreie Variante verwenden Sie laktosefreie Buttermilch.

SUPPEN

SPINATCREMESUPPE MIT ERBSEN UND MINZE

Zutaten für 4 Portionen:

- 250 g mehlige Kartoffeln
- 1 Zwiebel
- 1 Knoblauchzehe
- 400 g frischer Blattspinat
- 2 EL Olivenöl
- 280 g Erbsen
- 1 l Gemüsebrühe
- 20 Blätter frische Minze
- Salz, Pfeffer, Muskatnuss

Zubereitung:

Kartoffeln schälen und grob schneiden. Zwiebel und Knoblauch schälen und fein hacken. Spinat putzen, waschen und grob hacken. Minze waschen, trocken tupfen und klein schneiden. Olivenöl in einem großen Topf erhitzen und Zwiebel und Knoblauch darin glasig dünsten. Kartoffeln zugeben und kurz anbraten. Erbsen und Minze hinzugeben und mit Gemüsebrühe aufgießen. Spinat hinzufügen und die Suppe so lange köcheln lassen, bis die Kartoffeln weich sind. Mit einem Pürierstab zu einer cremigen Suppe mixen. Mit etwas Salz, Pfeffer und Muskatnuss würzen.

SÜSSKARTOFFEL-APFEL-SUPPE

Zutaten für 4 Portionen:

- 2 Zwiebeln
- 2 große Süßkartoffeln (ca. 650 g)
- 3 Äpfel
- 2 EL Olivenöl oder Rapsöl
- 800 ml Gemüsebrühe
- 2 EL Zitronensaft
- Salz, Pfeffer
- 1 EL Sauerrahm
- 4 Walnüsse
- 4 Zweige Thymian

Zubereitung:

Zwiebeln schälen und fein würfeln. Süßkartoffeln schälen und klein schneiden. 2 Äpfel schälen, klein schneiden und das Kerngehäuse entfernen. Öl in einem Topf erhitzen und die Zwiebeln darin dünsten, bis sie glasig sind. Kartoffel- und Apfelstücke zugeben und mit Gemüsebrühe aufgießen, aufkochen lassen und zugedeckt bei mittlerer Hitze ca. 15 Minuten köcheln lassen.

Den übrigen Apfel gut waschen, vierteln, das Kerngehäuse entfernen und den Apfel in kleine Würfel schneiden. Mit etwas Zitronensaft beträufeln. Die Suppe mit einem Pürierstab fein mixen und mit Salz und Pfeffer abschmecken. Thymianzweige waschen und trocken tupfen, die Suppe etwas abkühlen lassen. Inzwischen die Walnusskerne in einer beschichteten Pfanne ohne Öl kurz anrösten. Suppe im Teller anrichten und mit Apfelstücken, etwas Sauerrahm, Thymianzweigen und den gerösteten Walnusskernen garniert servieren.

Tipp: Für eine rein pflanzliche Variante können Sie den Sauerrahm durch Soja-/Hafercuisine ersetzen.

KÜRBIS-INGWER-SUPPE

Zutaten für 4 Portionen:

- 500 g Kürbis (Hokkaido, Muskatkürbis ...)
- 1 Zwiebel
- 1 Knoblauchzehe
- 1 EL Olivenöl
- 40 g frischer Ingwer
- 600 ml Gemüsefond
- 2 TL Currypulver
- Salz, Pfeffer

Zubereitung:
Kürbis schälen und klein schneiden (beim Hokkaidokürbis kann die Schale mitgegessen werden). Zwiebel schälen und grob würfeln. Olivenöl in einem Topf erhitzen und Zwiebel und Kürbis anschwitzen. Ingwer fein hacken und untermengen. Mit Currypulver stäuben und kurz anrösten. Mit Gemüsefond ablöschen und so lange köcheln lassen, bis der Kürbis weich ist. Anschließend mit einem Pürierstab mixen und mit Salz und Pfeffer abschmecken.

Tipp: Verfeinern Sie die Suppe mit Kürbiskernöl und/oder Kürbiskernen oder getoasteten Schwarzbrotwürfeln.

GELBE LINSENCREMESUPPE

Zutaten für 4 Portionen:

- 1 Zwiebel
- 1 Knoblauchzehe
- 4 mittelgroße Karotten (ca. 150 g)
- 1 große Kartoffel (ca. 150 g)
- 200 g gelbe Linsen
- 1 Chilischote
- 1 EL Öl
- 1 l Gemüsebrühe
- 250 ml Kokosmilch
- 2 TL Currypulver
- Salz, Pfeffer

Zubereitung:
Zwiebel und Knoblauch schälen und fein hacken. Öl in einem Topf erhitzen und Zwiebel und Knoblauch darin anschwitzen. Karotten waschen, in Scheiben schneiden und im Topf mit dünsten. Kartoffel schälen, grob würfeln und zufügen. Linsen unter heißem Wasser gut abspülen. Gemüsebrühe in den Topf gießen, Linsen hinzugeben und für ca. 15 Minuten köcheln lassen. Mit dem Pürierstab pürieren. Mit Kokosmilch verfeinern, mit Salz, Pfeffer und Currypulver würzen. Chili in feine Ringe schneiden und die Suppe damit garnieren.

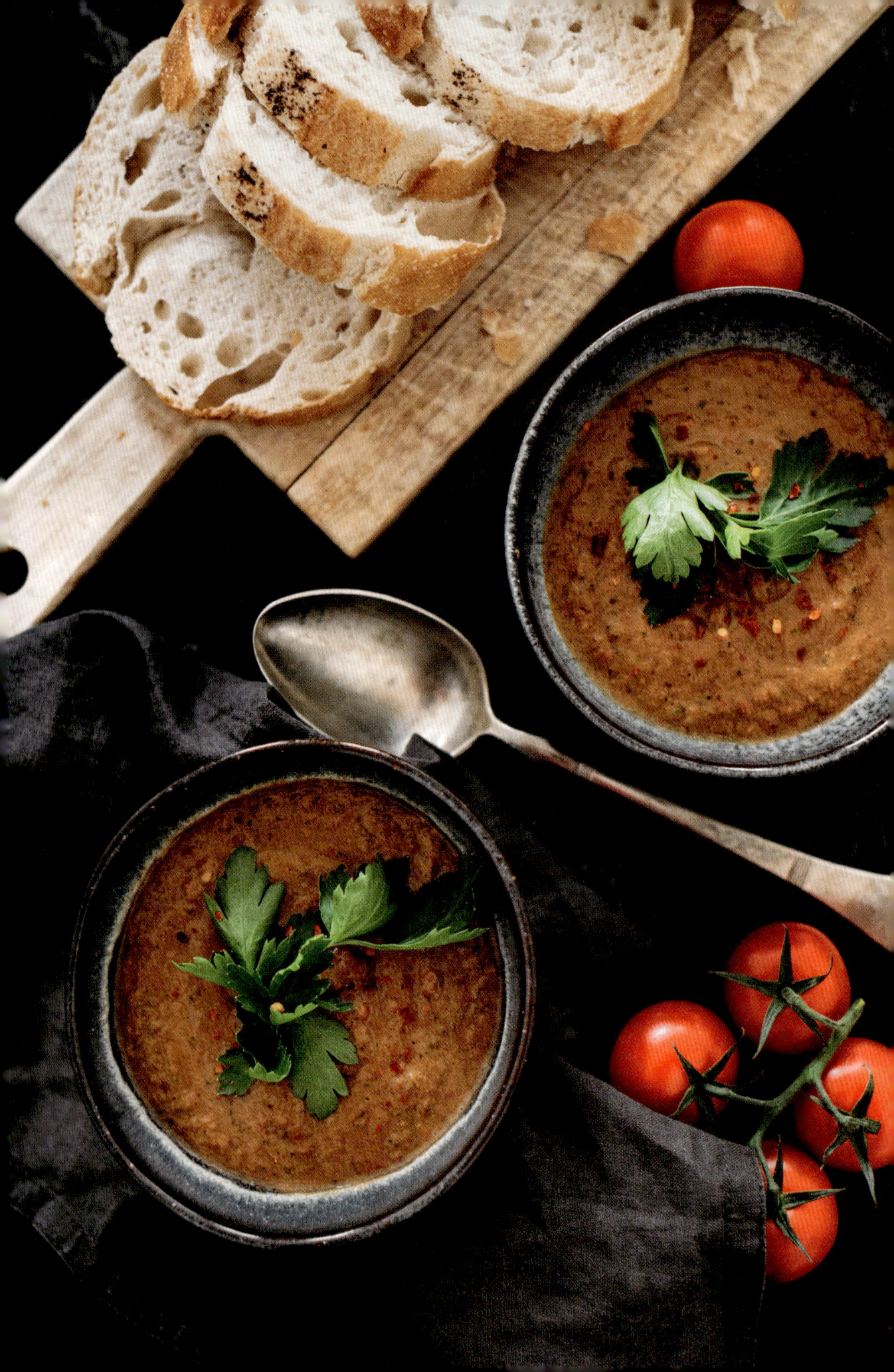

GAZPACHO (KALTE TOMATENSUPPE)

Zutaten für 2 Portionen:

- 500 g aromatische Tomaten
- 1 Paprika
- ½ Gurke
- ½ Zwiebel
- 1 Knoblauchzehe
- 4 getrocknete Tomaten
- 2 EL Balsamicoessig
- 4 EL Olivenöl
- 1 TL Honig
- 1 Handvoll frische Kräuter (Basilikum, Thymian, Petersilie ...)
- 1 TL getrockneter Oregano
- Chili nach Bedarf
- Salz, Pfeffer
- 3–4 Eiswürfel
- Wasser nach Bedarf

Zubereitung:

Das Gemüse waschen und in grobe Stücke schneiden. Zwiebel und Knoblauch schälen und ebenfalls grob schneiden. Alle Zutaten in einen leistungsstarken Mixer geben. Nach und nach Wasser sowie die Eiswürfel beigeben und so lange mixen, bis eine cremige Konsistenz erreicht ist.

Tipp: Genießen Sie dazu getoastetes Sauerteigbrot.

STÄRKENDE HÜHNERSUPPE

Zutaten für 4 Portionen:

- 400 g Hühnerbrust
- 500 g Suppengrün (Karotten, gelbe Rübe, Knollensellerie, Petersilie)
- 1 kleine weiße Zwiebel
- 1 ½ l kaltes Wasser
- 5 schwarze Pfefferkörner
- Salz
- 1 Lorbeerblatt
- Nach Bedarf: Gemüse- oder Hühnerbrühe, gekörnt

Zubereitung:

Die Hühnerbrust in einem Topf mit Wasser aufkochen lassen. Den Schaum abschöpfen. Nach ca. 10 Minuten das gewaschene und grob geschnittene Suppengemüse und die geschälte und halbierte Zwiebel beigeben. Salz, Pfefferkörner und Lorbeerblatt hinzufügen und für ca. 30 Minuten bei mittlerer Hitze köcheln lassen. Anschließend die Hühnerbrust herausnehmen und in kleine Stücke schneiden. Die Suppe durch ein Sieb in einen separaten Topf leeren. Das Gemüse kann klein geschnitten und gemeinsam mit dem Hühnerfleisch wieder in die Suppe gegeben werden. Die Suppe – mit oder ohne Einlage – anrichten.

Tipp: Genießen Sie dazu eine Suppeneinlage Ihrer Wahl, wie z. B. Frittaten oder Nudeln (siehe auch S. 72).

BÄRLAUCHCREMESUPPE

Zutaten für 4 Portionen:

- 100 g Bärlauch
- 50 g Zwiebel
- 2 EL Öl
- 1 kleine Kartoffel
- 750 ml Gemüsebrühe
- 100 ml Milch
- 1 EL Sauerrahm
- Salz, Pfeffer

Zubereitung:
Bärlauch waschen und klein schneiden. Zwiebel schälen, fein hacken und in einer beschichteten Pfanne mit Öl anschwitzen. Kartoffel waschen, klein schneiden und kurz mitdünsten. Mit Gemüsebrühe aufgießen und so lange kochen, bis die Kartoffel gar ist. Milch, Sauerrahm und Bärlauch in die Suppe einrühren, kurz aufkochen lassen und anschließend mixen. Mit Salz und Pfeffer abschmecken.

Tipp: Für eine laktosefreie Variante verwenden Sie laktosefreie Milchprodukte.

VOLLKORNFRITTATEN

Zutaten für 4 Portionen:

- 70 g Weizen- oder Dinkelvollkornmehl
- 120 ml Milch
- 1 Ei
- 1 TL Petersilie, gehackt
- Salz
- Rapsöl zum Anbraten

Zubereitung:
Milch mit Ei, Salz und Petersilie verquirlen. Anschließend das Mehl einrühren und den Teig für ca. 10 Minuten rasten lassen. Öl in einer beschichteten Pfanne erhitzen und aus der Masse Pfannkuchen/Palatschinken ausbacken. In Streifen schneiden und als Suppeneinlage servieren.

Tipp: Für eine laktosefreie Variante verwenden Sie laktosefreie Milch oder eine pflanzliche Alternative.

TOPFENSCHÖBERL

Zutaten für 4 Portionen:

- 2 Eier
- 125 g Quark/Topfen
- 50 g Mehl
- 1 Msp. Backpulver
- ½ TL Petersilie
- Salz

Zubereitung:
Eier trennen. Eiweiß mit dem Mixer steif schlagen. Dotter mit Quark, Petersilie, Backpulver und Mehl gut verrühren. Eiweiß vorsichtig unterheben. Die Masse auf ein mit Backpapier ausgelegtes Backblech streichen und bei mittlerer Hitze ca. 15 Minuten backen. Abkühlen lassen und in mundgerechte Quadrate oder Rauten schneiden.

Tipp: Für eine laktosefreie Variante verwenden Sie laktosefreien Quark.

SALATE

BOHNENSALAT MIT GERÖSTETEN BROTWÜRFELN

Zutaten für 4 Portionen:

- 700 g weiße Riesenbohnen, gegart
- 6 getrocknete Tomaten in Öl
- 2 Knoblauchzehen
- 1 Bio-Zitrone
- 2 EL Kapern
- 3 EL Balsamicoessig
- 3 EL Olivenöl
- Salz, schwarzer Pfeffer
- 1 rote Zwiebel
- 1 Bund Dill
- 4 Scheiben Vollkornbrot
- 2 EL Öl zum Braten

Zubereitung:

Zitrone heiß waschen, abreiben und auspressen. Den Abrieb und ca. 3 EL Zitronensaft in eine Schüssel geben. Kapern fein hacken und mit Essig, Olivenöl, Salz und Pfeffer ebenfalls in die Schüssel geben, gut verrühren. Die Bohnen in ein Sieb leeren und gut abspülen, anschließend auch in die Schüssel füllen. Tomaten abtropfen lassen, würfelig schneiden und ebenso zufügen. Zwiebel schälen und in dünne Streifen schneiden. Knoblauch schälen und pressen. Dill kalt abspülen, trocken tupfen, fein hacken und mit Zwiebel und Knoblauch unter den Salat heben. Das Brot in Würfel schneiden. Öl in einer Pfanne erhitzen und die Brotwürfel darin ca. 4–5 Minuten rösten. Das knusprige Brot mit dem Bohnensalat vermengen und mit Salz, Pfeffer und dem restlichen Zitronensaft abschmecken.

GURKENSALAT MIT SPROSSEN

Zutaten für 2 Portionen als Beilage:

- 1 Gurke
- ½ Chilischote
- 75 g Naturjoghurt
- 1 EL Rapsöl
- 1 EL Balsamicoessig
- 1 EL Zitronensaft
- 1 Handvoll Sprossen (Kresse, Radieschen-, Brokkolisprossen ...)
- Salz, Pfeffer

Zubereitung:

Gurke waschen und in dünne Streifen schneiden. Chili waschen und der Länge nach halbieren, Kerne entfernen. Chili fein hacken. Joghurt mit Öl, Essig, Zitronensaft, Salz und Pfeffer vermengen und mit 2 EL Wasser glatt rühren. Chiliwürfel hinzufügen, noch einmal kurz durchrühren und mit den Gurkenstreifen vermengen. Auf einem Teller anrichten und mit Sprossen garniert servieren.

Tipp: Für eine laktosefreie Variante verwenden Sie laktosefreies Joghurt.

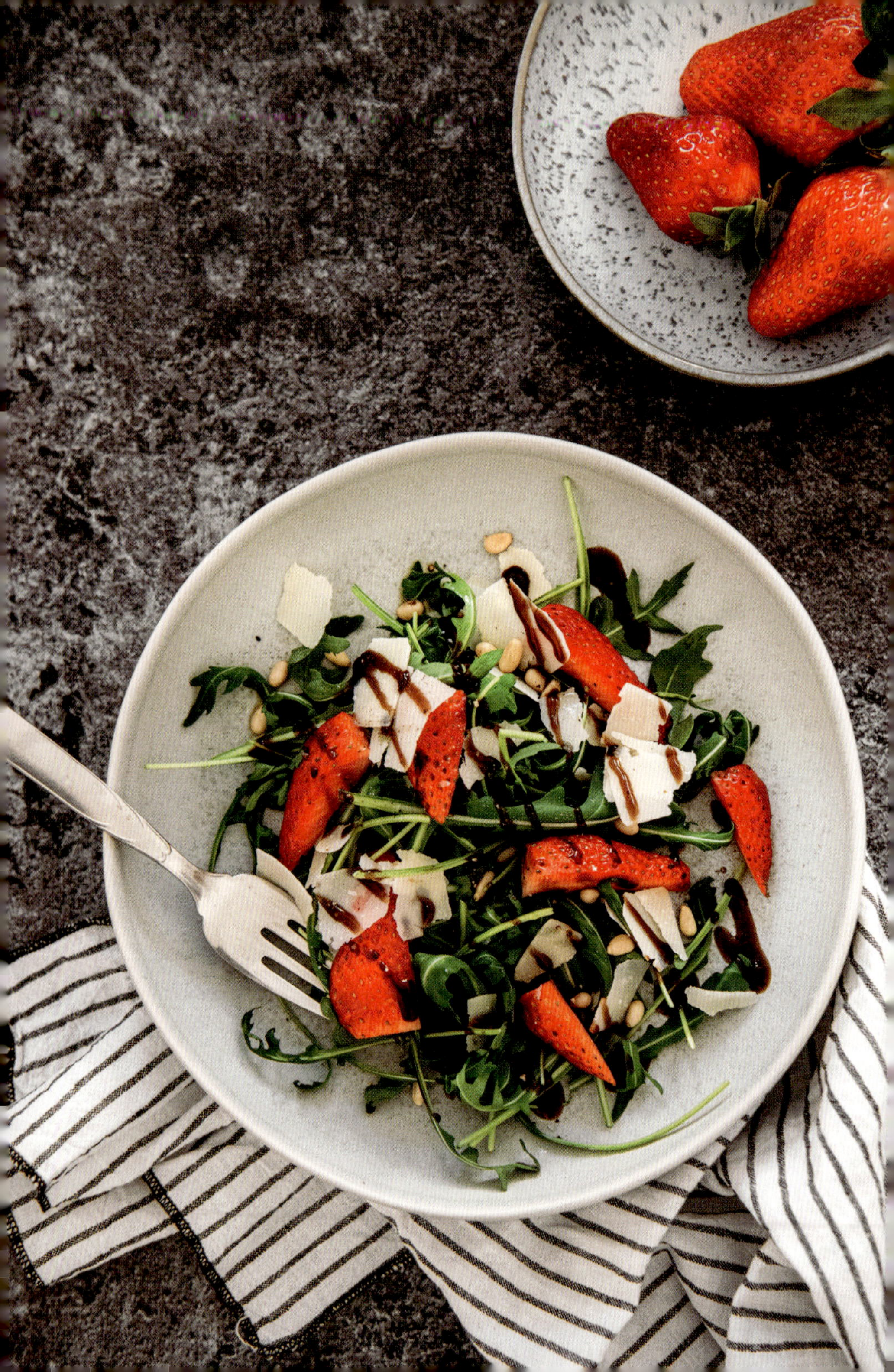

RUCOLA-SALAT MIT ERDBEEREN

Zutaten für 2 Portionen:

- 2 Handvoll Rucola
- 250 g Erdbeeren
- 20 g Pinienkerne
- 2 EL Balsamicoessig
- ½ TL Zitronensaft
- 1 EL Olivenöl
- 30 g Parmesan
- Salz, Pfeffer

Zubereitung:

Rucola und Erdbeeren gut waschen und abtropfen lassen. Erdbeeren in Scheiben oder kleine Würfel schneiden, Pinienkerne in einer beschichteten Pfanne ohne Fett kurz anrösten. Rucola und Erdbeeren auf einem Teller anrichten und die Pinienkerne darüberstreuen. Essig, Öl, Zitronensaft, Salz und Pfeffer zu einer Marinade vermengen und den Salat damit marinieren. Gehobelten Parmesan darüberstreuen und genießen.

MEDITERRANER QUINOA-SALAT

Zutaten für 2 Portionen:

- 100 g Quinoa
- 1 l Wasser
- ½ Zucchini
- ½ Aubergine/Melanzani
- 2 Jungzwiebeln
- 2 EL Olivenöl
- 4 EL Balsamicoessig
- 6 getrocknete Tomaten
- 1 Paprika
- 6 frische Basilikumblätter
- 50 g Feldsalat/Vogerlsalat
- 50 g Feta
- Salz, Pfeffer

Zubereitung:

Wasser in einem Topf zum Kochen bringen. Quinoa gut waschen und anschließend im Topf bei kleiner Hitze ca. 20 Minuten garen. Zucchini, Aubergine und Paprika waschen, putzen und in Würfel schneiden. Jungzwiebeln putzen, waschen und in feine Ringe schneiden. In einer großen Pfanne 1 EL Öl erhitzen und Jungzwiebeln, Zucchini, Aubergine und Paprika darin anbraten. Mit wenig Salz und Pfeffer würzen und mit Essig ablöschen. Pfanne vom Herd nehmen und das Gemüse abkühlen lassen. Quinoa abseihen und gut abtropfen lassen. Währenddessen die getrockneten Tomaten klein würfelig schneiden, Basilikum waschen und trocken tupfen. Feldsalat putzen, waschen, trocken schleudern und auf einem Teller anrichten. Quinoa mit dem gebratenen Gemüse und den getrockneten Tomaten vermengen und ebenfalls auf dem Teller anrichten. Feta würfelig schneiden und darüberstreuen. Anschließend mit dem übrigen Öl marinieren und mit Basilikumblättern garniert servieren.

HERINGSALAT

Zutaten für 3–4 Portionen:

- 1 EL frischer Dill
- 350 g Matjesfilets, abgetropft
- 1 Zwiebel
- 1 Apfel
- 250 g Naturjoghurt
- 1 EL Senf
- 250 g Kartoffeln
- 4 Essiggurken
- Zitronensaft
- Salz, Pfeffer

Zubereitung:

Kartoffeln weichkochen, währenddessen die Matjesfilets gut abtropfen lassen und in kleine Stücke schneiden. Apfel und Zwiebel fein hacken. Kartoffeln schälen und in Stücke schneiden, Essiggurken hacken. Alles miteinander vermengen, mit Joghurt, Dill, Salz, Pfeffer, etwas Zitronensaft und Senf gut verrühren und im Kühlschrank ziehen lassen.

Tipp: Für eine laktosefreie Variante verwenden Sie laktosefreies Joghurt.

RINDFLEISCHSALAT MIT KÜRBISKERNÖL

Zutaten für 2 Portionen:

- 400 g gekochtes Rindfleisch
- ½ Paprika rot
- ½ Paprika gelb
- 6 Cherrytomaten
- ¼ Gurke
- 1 kleine Zwiebel
- 2 EL Kürbiskernöl
- 1 EL Essig
- Pfeffer
- frischer Schnittlauch

Zubereitung:

Gekochtes Rindfleisch in Streifen, Zwiebel in Ringe schneiden. Gemüse gut waschen und in mundgerechte Stücke schneiden. Alles miteinander vermengen. Aus Essig, Öl und Pfeffer eine Marinade herstellen und den Salat damit übergießen. Schnittlauch waschen, klein schneiden und über den Salat streuen.

ITALIENISCHER NUDELSALAT

Zutaten für 4 Portionen:

- 300 g Vollkorn-Penne oder -Spiralnudeln
- 300 g Cocktailtomaten
- 80 g Rohschinken
- 90 g Pesto (Sorte nach Wahl)
- 80 g Schafskäse
- 80 g Rucola
- 2 EL Balsamicoessig

Zubereitung:

Nudeln al dente kochen und in einem Sieb abtropfen lassen. Tomaten waschen und vierteln. Rohschinken und Schafskäse würfelig schneiden. Rucola waschen und trocken tupfen. Alle Zutaten in eine große Schüssel geben, mit dem Pesto vermengen und mit Balsamico abschmecken.

BUNTER SALAT MIT KÄSE UND EI

Zutaten für 2 Portionen:

- 150 g gemischte Blattsalate nach Wahl
- 1 große Tomate
- ½ Paprika gelb
- 50 g Gouda
- 50 g magerer Schinken
- 1 Ei, hart gekocht
- ¼ Salatgurke
- 1 EL Essig
- 2 EL Olivenöl
- Salz, Pfeffer

Zubereitung:

Salate waschen, putzen, trocken schleudern und in mundgerechte Stücke reißen. Käse und Schinken in Streifen oder Würfel schneiden. Tomate waschen und klein würfeln. Paprika waschen, putzen und in Streifen schneiden. Gurke waschen und in Scheiben schneiden. Essig, Salz, Pfeffer und Öl zu einer Marinade rühren und alle Zutaten miteinander vermengen. Ei schälen, in Scheiben schneiden und auf dem Salat verteilen.

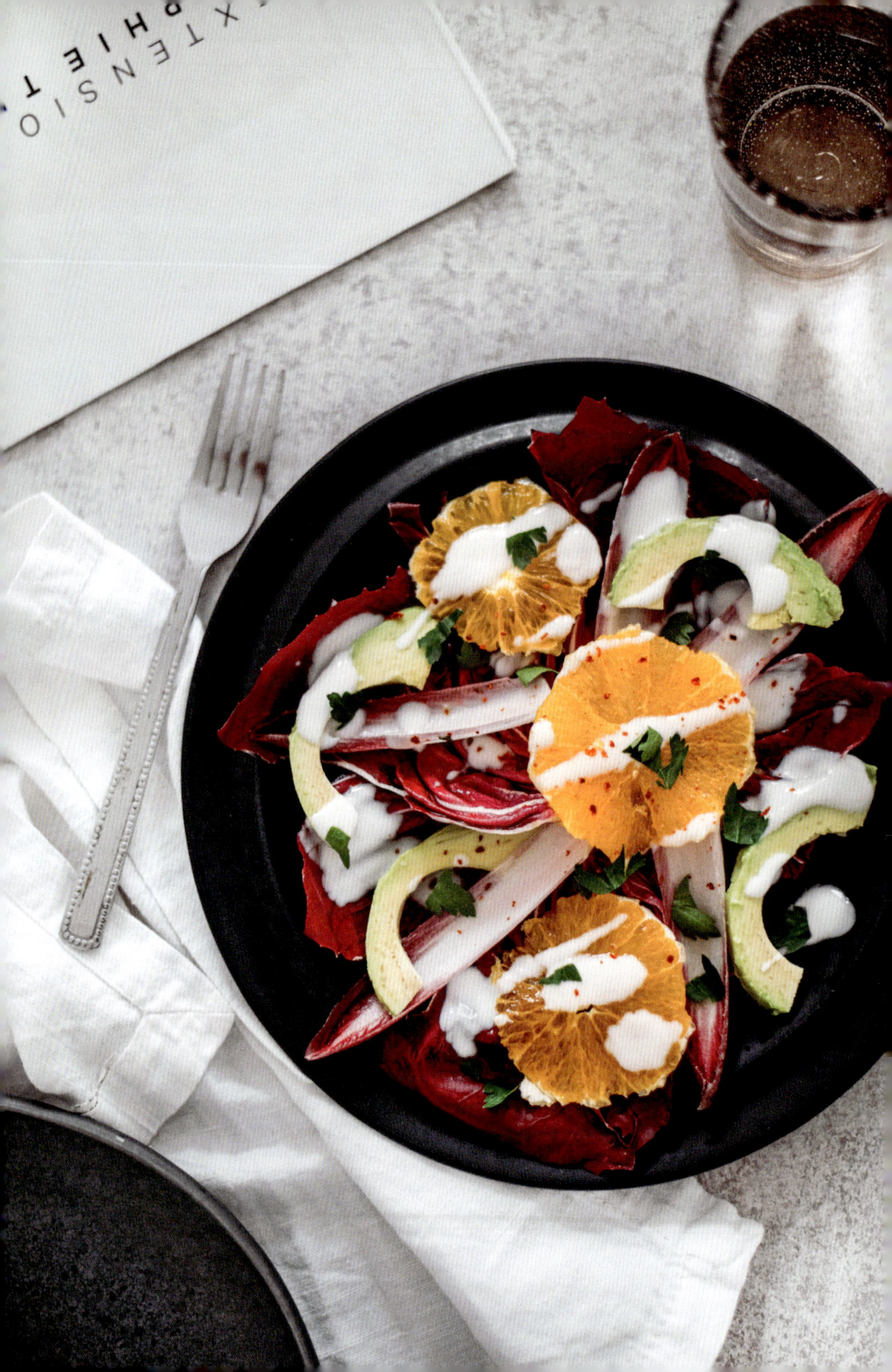

CHICORÉE-AVOCADO-SALAT

Zutaten für 2 Portionen:

- 1 ½ Stück Chicorée
- ½ Radicchio
- 1 Orange
- ½ Avocado
- 1 EL Zitronensaft
- 75 g Naturjoghurt
- 1 EL Sauerrahm
- 1 TL Honig
- Salz, Pfeffer
- frische Minze zum Garnieren

Zubereitung:

Chicorée waschen, der Länge nach halbieren, den Strunk entfernen und Chicorée in Streifen schneiden. Radicchio putzen, waschen und grob zerpflücken. Avocado halbieren, den Kern entfernen und das Fruchtfleisch aus der Schale lösen. In Scheiben schneiden und mit etwas Zitronensaft beträufeln. Orange schälen und eine Hälfte filetieren – aus der zweiten Hälfte den Saft auspressen. Joghurt, Sauerrahm, Honig, Orangensaft, Salz und Pfeffer zu einem Dressing verrühren. Chicorée, Radicchio, Avocado und Orangenfilets auf einem Teller anrichten und mit dem Dressing vermengen. Mit frischen Minzblättern garnieren.

Tipp: Für eine laktosefreie Variante verwenden Sie laktosefreie Milchprodukte.

AVOCADO-KÄSE-SALAT MIT HIMBEEREN

Zutaten für 2 Portionen:

- 20 g Pinienkerne
- 1 EL Honig
- 125 g Blattsalat nach Wahl
- ½ Avocado
- 2 Stängel Dill
- 125 g Himbeeren
- 2 EL Balsamicoessig
- 1 EL Olivenöl
- 180 g Ziegenfrischkäse
- Salz, Pfeffer

Zubereitung:

Pinienkerne in einer beschichteten Pfanne ohne Fett anrösten. Anschließend in ein kleines Schälchen geben und mit Honig vermengen. Salat waschen, putzen, trocken schleudern und in mundgerechte Stücke zerteilen. Avocado halbieren, Kern entfernen, das Fruchtfleisch aus der Schale lösen und in Spalten schneiden. Dill waschen und vom Stängel zupfen. Himbeeren waschen und die Hälfte davon mit einer Gabel zerdrücken. Mit Essig, 1 EL Wasser, Öl, Salz und Pfeffer vermengen. Ziegenfrischkäse in Scheiben schneiden. Blattsalat mit Dill und Ziegenfrischkäse auf einem Teller anrichten. Pinienkerne und die übrigen Himbeeren darüber verteilen und mit der Marinade beträufeln.

GRIECHISCHER SALAT

Zutaten für 2 Portionen:

- 250 g Kirschtomaten
- ½ Gurke
- 1 rote Zwiebel
- 100 g Feta
- 2 EL Olivenöl
- 1 EL Essig
- 10 schwarze Oliven
- 1 EL frische Petersilie, gehackt
- Salz, Pfeffer

Zubereitung:

Tomaten und Gurke waschen, Tomaten halbieren und Gurke in kleine Würfel schneiden. Zwiebel schälen und in feine Streifen schneiden. Feta abtropfen lassen und würfeln. Oliven ebenfalls abtropfen lassen, mit Tomaten, Gurke, Feta und gehackter Petersilie vermengen. Salzen und pfeffern. Alle Zutaten auf einem Teller anrichten und mit Öl und Essig beträufeln.

LAUWARMER EMMERNUDELSALAT MIT OFENGEMÜSE

Zutaten für 2 Portionen:

- 400 g Emmer-Fusilli (aus dem Reformhaus)
- 8–10 mittelgroße bunte Karotten (ca. 500 g)
- 700 g Knollensellerie
- 1 Bund Radieschen
- 1 Knoblauchzehe
- 1 Jungzwiebel
- 50 g Sonnenblumenkerne
- 1 Bund Petersilie
- Salz, Pfeffer
- 1 EL Olivenöl

Für das Dressing:

- 4 EL Olivenöl
- 4 EL Apfelessig
- 2 TL Honig
- 2 gehäufte TL mittelscharfer Senf

Zubereitung:

Backofen auf 220 °C vorheizen. Das Gemüse gut waschen. Knollensellerie in grobe Würfel schneiden, Karotten in Scheiben schneiden. Gemüse in eine Schüssel geben und mit Knoblauch, Salz, Pfeffer und Olivenöl vermischen. Auf einem mit Backpapier belegten Backblech verteilen und ca. 30 Minuten im Ofen rösten.

Inzwischen die Nudeln nach Packungsanleitung garen. Abgießen und abkühlen lassen. Radieschen waschen und vierteln. Jungzwiebel waschen und in feine Streifen schneiden. Sonnenblumenkerne in einer Pfanne ohne Fett anrösten und zur Seite stellen. Petersilie waschen, trocken tupfen und hacken.

Für das Dressing Olivenöl, Essig, Honig und Senf verrühren.

Das fertige Backofengemüse kurz abkühlen lassen und mit den Nudeln und dem Dressing mischen. Radieschen, Jungzwiebel und Petersilie hinzufügen und mit Salz und Pfeffer abschmecken. Auf 4 Tellern anrichten und mit Sonnenblumenkernen garnieren.

Tipp: Statt der Emmer-Nudeln können auch Vollkornnudeln verwendet werden.

HAUPTSPEISEN VEGETARISCH

GEMÜSELINSEN MIT DINKELSEMMELKNÖDELN

Zutaten für 4 Portionen:

Für die Linsen:

- 500 g braune Linsen, gegart
- 1 Zwiebel
- 1 Knoblauchzehe
- 1 Bund (300 g) Suppengemüse (Karotten, gelbe Rübe, Porree/Lauch, Sellerie)
- 1 EL Rapsöl
- 350 ml Gemüsebrühe
- 1 TL Senf
- 1 EL Balsamicoessig
- Kümmel und Majoran, getrocknet
- 2 EL Petersilie, gehackt, frisch oder tiefgekühlt
- Salz, Pfeffer
- Maisstärke zum Binden

Für die Semmelknödel:

- 500 g Dinkel-Semmelwürfel
- 200 ml Milch
- 1 Ei
- 1 Zwiebel
- 1 EL Rapsöl
- frische Petersilie
- Salz, Pfeffer, Muskatnuss

Zubereitung:

Für die Semmelknödel Semmelwürfel in eine große Schüssel geben. Zwiebel klein schneiden und in Rapsöl leicht glasig dünsten. Milch, Ei, Salz, Pfeffer und Muskatnuss verquirlen und über die Semmelwürfel gießen. Zwiebel sowie gehackte Petersilie zugeben. Vermischen und 10 Minuten ziehen lassen. Die Masse in eine Stoffserviette oder Frischhaltefolie setzen und zu einer Rolle binden. Alternativ Knödel mit der Hand formen. Wasser mit Salz in einem Topf aufkochen und die Knödel(-rolle) hineingeben. Kurz aufkochen und anschließend für ca. 40 Minuten leicht köcheln lassen.

Für die Linsen Zwiebel, Knoblauch und Suppengemüse klein schneiden. Rapsöl in einer beschichteten Pfanne erhitzen. Das Gemüse zugeben und anschwitzen. Linsen abseihen, mit Wasser abspülen und anschließend zum Gemüse geben. Mit Salz, Pfeffer, Senf, Essig, Majoran und Kümmel würzen. Mit der Gemüsebrühe aufgießen. Maisstärke mit etwas Wasser anrühren und unter die Gemüselinsen rühren. Kurz aufkochen lassen. Mit Petersilie verfeinern und mit den Knödeln anrichten.

Tipps:

- Sowohl die Semmelknödel als auch die Linsen können portionsweise eingefroren werden.
- Statt Linsen aus der Konserve können auch frische Linsen verwendet werden. Hierfür mehr Zeit einplanen, da diese erst gekocht werden müssen.
- Für eine laktosefreie Variante verwenden Sie laktosefreie Milch oder eine pflanzliche Alternative.

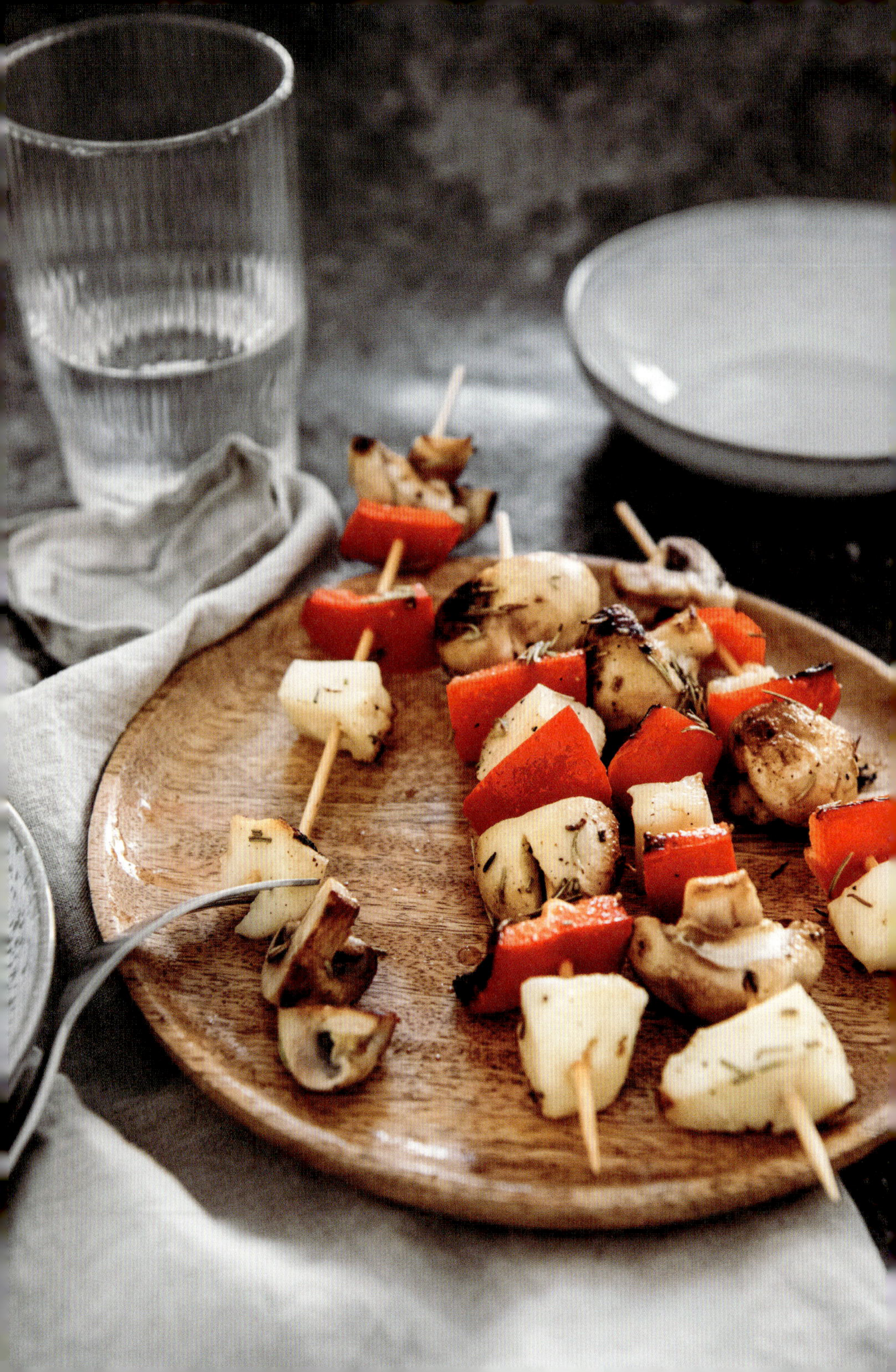

HALLOUMI-GEMÜSE-SPIESSE

Zutaten für 2 Portionen:

- 1 Paprika
- 250 g Halloumi
- 12 kleine Champignons
- 2 EL Zitronensaft
- Salz, Pfeffer
- 3 EL Olivenöl
- 1 TL getrockneter oder frischer Rosmarin

Zubereitung:
Paprika waschen, halbieren und entkernen. Anschließend in ca. 2 cm große Stücke schneiden. Champignons putzen und eventuell halbieren. Halloumi in größere Würfel schneiden. Anschließend abwechselnd Gemüse und Käse auf Metall- oder Holzspießchen stecken. Zitronensaft, Salz, Pfeffer, Olivenöl und Rosmarin zu einer Marinade vermengen, die Gemüsespieße damit bestreichen und ca. 30 Minuten einziehen lassen. Die Gemüsespieße ca. 8 Minuten grillen, dabei regelmäßig wenden und mit Marinade bestreichen.

Tipps:
- Als Beilage eignen sich Ofenkartoffeln oder Kräuterbrot.
- Die Spieße passen gut zu gegrilltem Fleisch.

VEGANES GEMÜSECURRY

Zutaten für 4 Portionen:

- ½ Karotte
- ½ gelbe Rübe
- 1 kleine Zucchini
- 4 Cherrytomaten
- 1 Zwiebel
- 2 Knoblauchzehen
- 2 EL Rapsöl
- 200 g Tofu, geräuchert
- 420 g Kichererbsen, gegart
- 400 ml Kokosmilch
- 75 g Bohnenkeimlinge
- 75 g Bambussprossen
- 1 EL rote Currypaste
- 1 kleines Stück Ingwer
- Salz, Pfeffer, Currypulver

Zubereitung:
Zwiebel und Knoblauch schälen und fein hacken. Ingwer schälen und klein würfeln.

Öl in einer Pfanne erhitzen und Zwiebel darin anschwitzen. Knoblauch und Ingwer zugeben und mitdünsten. Gemüse waschen, Karotte und gelbe Rübe in Scheiben schneiden, Cherrytomaten vierteln, Zucchini klein würfelig schneiden. Tofu grob würfeln und gemeinsam mit dem Gemüse, den Bohnenkeimlingen und den Bambussprossen in der Pfanne scharf anbraten. Mit Kokosmilch ablöschen. Currypaste, Currypulver, Salz und Pfeffer zugeben und auf kleiner Flamme köcheln lassen, bis das Gemüse weich ist. Kichererbsen gut abspülen, hinzufügen und kurz mitköcheln.

Tipp: Für eine glutenfreie Variante verwenden Sie Tofusorten, die mit glutenfreier Sojasauce zubereitet wurden.

GEMÜSELASAGNE

Zutaten für 8 Portionen:

- 16 Lasagneblätter
- 2 EL Öl
- 1 kg Tomaten
- 4 Zwiebeln
- 3 Knoblauchzehen
- 1 große Zucchini (ca. 300 g)
- 6 Karotten (ca. 400 g)
- 150 g Sellerie
- 350 ml passierte Tomaten
- 100 g getrocknete rote Linsen
- 1 Pkg. Mozzarella (250 g)
- 100 g geriebener Emmentaler
- 2 Lorbeerblätter
- Salz, Pfeffer

Zubereitung:

Lasagneblätter in einer Auflaufform in Wasser einweichen. Zwiebel und Knoblauch schälen und fein hacken. Öl in einem großen Topf erhitzen und Zwiebel und Knoblauch darin anschwitzen. Tomaten, Zucchini und Karotten waschen und klein schneiden. Zucchini in den Topf geben und mitdünsten. Sellerie schälen und fein hacken. Karotten, Sellerie und Tomaten in den Topf geben und 1 Stunde auf kleinster Flamme einköcheln lassen. Linsen gut unter heißem Wasser abspülen und gemeinsam mit den passierten Tomaten zur Sauce hinzufügen. Lorbeerblätter zugeben und für eine weitere Stunde auf kleinster Flamme köcheln lassen. Sauce mit Salz und Pfeffer abschmecken.

Beginnend mit der Sauce abwechselnd Sauce und Lasagneblätter in eine Auflaufform schichten (mit Sauce abschließen). Mozzarella in dünne Scheiben schneiden und gleichmäßig auf der Lasagne verteilen. Emmentaler darüberstreuen und Lasagne im vorgeheizten Backofen bei 180 °C für ca. 20 Minuten backen.

Tipp: Übrig gebliebene Lasagne kann portionsweise eingefroren werden.

VOLLKORNNUDELN MIT KÜRBIS-LAUCH-RAGOUT

Zutaten für 4 Portionen:

- 500 g Vollkornnudeln (z. B. Spiralen)
- 1 Butternusskürbis (ca. 800 g)
- 1 Stange Porree/Lauch
- 4 EL Sauerrahm
- Salz, Pfeffer
- 1 TL Kurkumapulver
- 1 Bund Petersilie
- 2 EL Rapsöl
- Gemüsebrühe

Zubereitung:

Nudeln nach Packungsanleitung kochen.

Inzwischen den Kürbis schälen und in Würfel schneiden. Lauch waschen und in Ringe schneiden. Rapsöl in einer Pfanne erhitzen. Lauch andünsten und Kürbis dazugeben. Nach und nach mit Gemüsebrühe übergießen und das Gemüse bissfest dünsten. Sauerrahm einrühren. Mit Salz, Pfeffer, Kurkuma und gehackter Petersilie abschmecken. Mit den Nudeln anrichten.

Tipps:

- Genießen Sie dazu einen frischen Salat.
- Für eine laktosefreie Variante verwenden Sie laktosefreien Sauerrahm.

COUSCOUS-KAROTTEN-LAIBCHEN

Zutaten für 4 Portionen:

- 150 ml Gemüsebrühe
- 125 g Couscous
- 80 g Magerquark/-topfen
- 1 Ei
- 1 Zwiebel
- 1 Knoblauchzehe
- 4–5 mittelgroße Karotten (ca. 250 g)
- 1 EL Olivenöl
- 1 TL Currypulver
- 1 TL Kurkumapulver
- ½ TL getrockneter Thymian
- 2 EL Petersilie, gehackt, frisch oder tiefgekühlt
- Salz, Pfeffer
- Olivenöl zum Braten

Für den Joghurt-Dip:

- 100 g Skyr
- 100 g Naturjoghurt
- Salz, Pfeffer
- Zitronensaft
- 2 EL Petersilie, gehackt

Zubereitung:

Gemüsebrühe aufkochen und über den Couscous gießen. Quellen lassen. Zwiebel schälen, klein schneiden und in einer Pfanne mit Olivenöl glasig dünsten.

Karotten fein raspeln und zu den Zwiebeln geben. Mit Knoblauch, Kurkuma, Currypulver und Thymian würzen. Den leicht abgekühlten Couscous mit den Karotten in einer Schüssel mit Ei, Quark, Salz, Pfeffer und Petersilie vermischen und Laibchen daraus formen. Eine Pfanne mit etwas Olivenöl erhitzen und die Laibchen auf beiden Seiten goldbraun anbraten.

Für den Dip Skyr mit Joghurt vermischen und mit Salz, Pfeffer, Petersilie und Zitronensaft abschmecken.

Couscous-Karotten-Laibchen mit dem Dip anrichten.

Tipps:

- Genießen Sie dazu einen frischen Salat.
- Übrig gebliebene Laibchen können portionsweise eingefroren werden.
- Für eine laktosefreie Variante verwenden Sie laktosefreie Milchprodukte.

OFENGEMÜSE MIT FETA

Zutaten für 2 Portionen:

- 125 g Feta
- 400 g Süßkartoffeln oder Kartoffeln
- 800 g Gemüse (z. B. 2 Karotten, 200 g Rosenkohl/Kohlsprossen, 200 g Kürbis, 1 rote Paprikaschote)
- 2 Knoblauchzehen
- 1 rote Zwiebel
- Salz, Pfeffer
- ½ TL Kümmel, gemahlen
- 1 TL Thymian, getrocknet
- 1 TL Rosmarin getrocknet
- 1 EL Majoran, getrocknet
- 1 EL Paprikapulver edelsüß
- 1 EL Honig
- 2 EL Olivenöl

Zubereitung:

(Süß-)Kartoffeln waschen, nach Belieben schälen und in Stücke schneiden. Olivenöl mit gehacktem Knoblauch, Honig und den Gewürzen in einer kleinen Schüssel vermischen und mit der Hälfte davon die Kartoffeln marinieren. Die Kartoffeln auf einem mit Backpapier ausgelegten Backblech verteilen und im vorgeheizten Backofen bei 200 °C Umluft ca. 10 Minuten backen. Inzwischen das Gemüse waschen, Zwiebel schälen und alles in grobe Stücke schneiden. Mit der restlichen Marinade vermischen. Die Kartoffeln aus dem Ofen holen und das Gemüse zufügen. Zum Schluss den Feta darüberstreuen und alles nochmals für ca. 15–20 Minuten backen.

Tipps: Genießen Sie dazu einen Joghurt- bzw. Sauerrahmdip, Hummus oder Guacamole.

GRÜNE QUICHE

Zutaten für 1 Quiche- oder Springform mit 26 cm Durchmesser bzw. 12 Stück:

Für den Mürbteig:

- 250 g Weizen- oder Dinkelvollkornmehl
- 1 ½ TL Backpulver
- 150 g Magerquark/-topfen
- 75 ml Rapsöl
- 75 ml Wasser
- Salz

Für die Füllung:

- 1 mittelgroße Zucchini (ca. 250 g)
- 1 mittelgroße Stange Porree/Lauch (ca. 150 g)
- 150 g TK-Erbsen
- 250 g Ricotta
- 6 getrocknete Tomaten
- 2 mittelgroße Eier
- Salz, Pfeffer
- 2 EL Rapsöl zum Anbraten

Zubereitung:

Für den Teig Mehl, Backpulver und Salz in einer Rührschüssel vermischen. Quark, Rapsöl und Wasser zugeben und zu einem glatten Teig kneten. Backofen auf 200 °C Ober- und Unterhitze vorheizen. Quiche-Form einfetten. Den Teig mit den Händen in die Form drücken und einen hohen Rand formen. Mit einer Gabel mehrmals einstechen. Den Teig für ca. 10 Minuten ohne Füllung vorbacken.

Für die Füllung Zucchini und Lauch waschen. Zucchini klein würfeln und Lauch in Ringe schneiden. 2 EL Öl in einer Pfanne erhitzen und die Zucchini darin anbraten. Anschließend Lauch und Erbsen zufügen und mitbraten. Ricotta mit ca. 3 EL Wasser in einer Schüssel glatt rühren. Gebratenes Gemüse beimengen. Getrocknete Tomaten klein schneiden und dazufügen. Eier untermischen und mit Salz und Pfeffer kräftig würzen. Die Masse auf dem vorgebackenen Teig verteilen und ca. 40 Minuten backen. Nach dem Backen 5 Minuten ruhen lassen und anschließend servieren.

Tipps:

- Die Quiche schmeckt sowohl warm als auch kalt.
- Übrig gebliebene Stücke können portionsweise eingefroren werden.

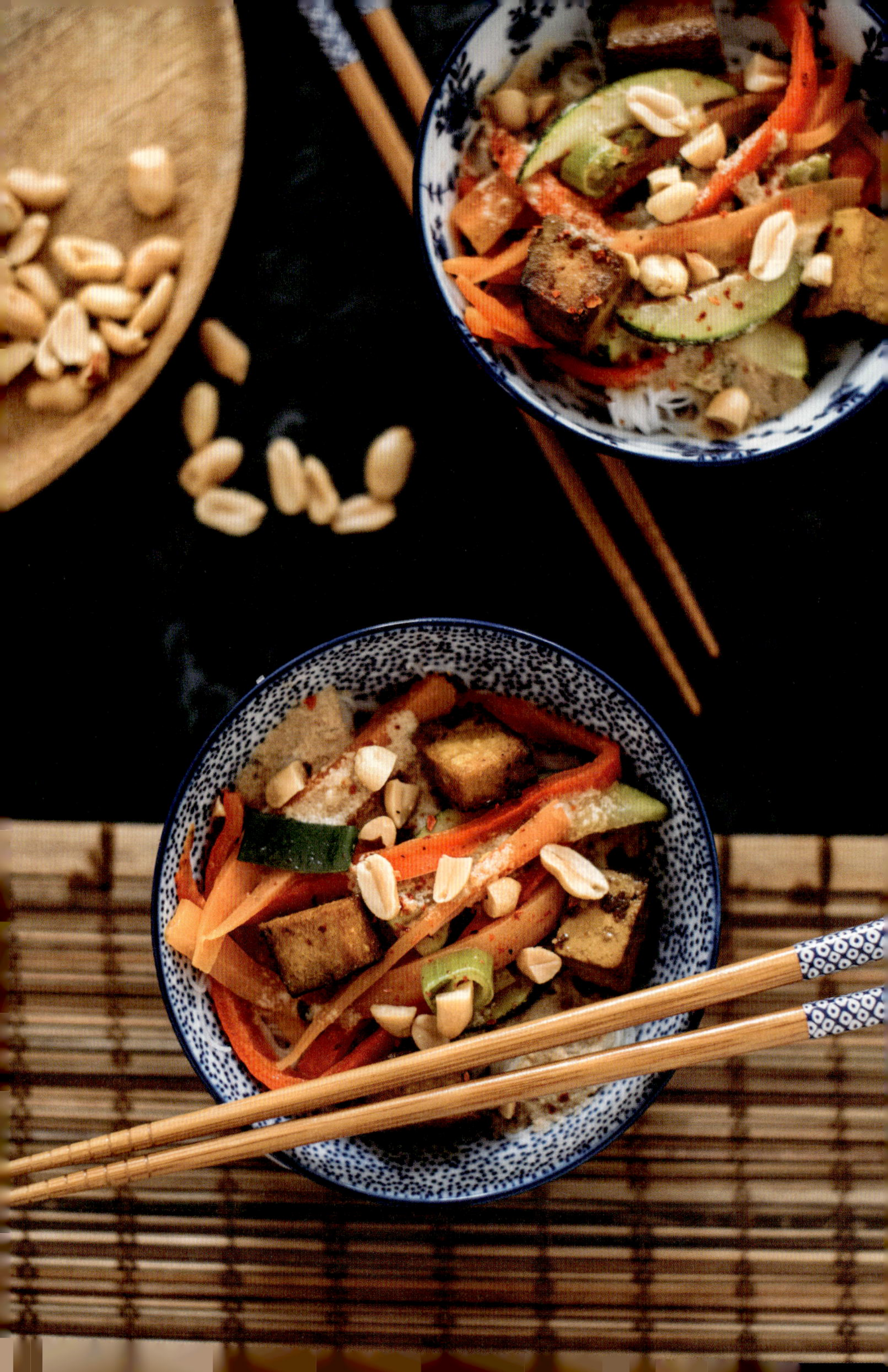

PAD THAI MIT TEMPEH

Zutaten für 2 Portionen:

- 120 g Reisnudeln
- 1 kleine Zucchini
- 3 Karotten
- 1 rote Paprikaschote
- 1 Jungzwiebel
- 1 Knoblauchzehe
- 1 EL Erdnussöl
- 1 Handvoll Erdnüsse, gehackt

Für das Tempeh:

- 150 g Tempeh
- ½ TL gemahlene Kurkuma
- ½ TL gemahlener Kümmel
- 3 TL Tamari- oder Sojasauce

Für die Sauce:

- 1 EL Tahin
- 1 EL Erdnussmus
- 1 EL Honig
- 4 EL Sojasauce
- 80 ml Wasser
- 1 EL Zitronensaft

Zubereitung:

Reisnudeln nach Packungsanleitung kochen.

Tempeh in Würfel schneiden, mit Kurkuma, Kümmel, Tamari- oder Sojasauce marinieren und für mind. 15 Minuten im Kühlschrank ziehen lassen. Währenddessen Jungzwiebel und Knoblauch fein schneiden. Karotten, Zucchini und Paprika waschen und in feine Streifen schneiden.

Für die Sauce Tahin, Erdnussmus, Honig, Sojasauce und Zitronensaft mit Wasser in einer kleinen Schüssel vermischen.

Öl in einer Pfanne erhitzen und zuerst Tempeh von allen Seiten knusprig anbraten, dann beiseitestellen. Nun Knoblauch und Jungzwiebel anbraten und die Gemüsestreifen zufügen. Reisnudeln und Tempeh zum gegarten Gemüse geben und mit der Sauce vermengen. Für einige Minuten köcheln lassen. Pad Thai anrichten und mit gehackten Erdnüssen servieren.

Tipp: Für eine glutenfreie Variante verwenden Sie glutenfreie Sojasauce.

ÜBERBACKENE KARTOFFELN MIT GEMÜSESAUCE

Zutaten für 4 Portionen:

- 4 mittelgroße Kartoffeln (ca. 600 g)
- 100 g Schnittkäse
- 100 g Mozzarella
- 1 Eidotter
- 3 EL Milch
- 1 EL Paniermehl/Semmelbrösel
- 1 TL Kräuter nach Wahl
- 2 Knoblauchzehen
- Salz, Pfeffer

Für die Sauce:

- 1 kleine Paprika rot
- 1 kleine Paprika gelb
- 250 ml passierte Tomaten
- 1 EL Öl
- 1 kleine Zwiebel

Zubereitung:

Kartoffeln gut waschen und in Salzwasser gar kochen. Schnittkäse fein reiben und Mozzarella raspeln. Beides mit Eidotter, Milch, Paniermehl und Kräutern vermengen. Knoblauch schälen und klein schneiden. Gemeinsam mit Salz und Pfeffer unter die Masse mischen. Kartoffeln der Länge nach halbieren, in eine Auflaufform legen und die Käsemasse darauf verteilen. Im vorgeheizten Backofen bei 180 °C ca. 25 Minuten backen.

Für die Sauce Paprika waschen und würfelig schneiden. Zwiebel schälen und fein hacken. Beides mit Öl in einer beschichteten Pfanne anschwitzen. Mit passierten Tomaten vermengen und kurz köcheln lassen.

Kartoffeln und Sauce gemeinsam auf einem Teller anrichten.

HALLOUMI-AVOCADO-WRAPS

Zutaten für 2 Portionen:

- 2 Vollkorn-Tortillafladen
- 4 getrocknete Tomaten
- 2 Handvoll Babyspinat
- 150 g Halloumi
- 1 rote Spitzpaprika
- ½ Zucchini
- 1 reife Avocado
- 1 EL Zitronensaft
- Salz, Pfeffer
- Rapsöl zum Anbraten

Zubereitung:

Gemüse waschen. Paprika halbieren, vom Kerngehäuse befreien und in dünne Streifen schneiden. Zucchini in Scheiben schneiden. 1 EL Öl in einer Pfanne erhitzen und die Zucchinischeiben anbraten.

Avocado halbieren und den Kern entfernen. Das Fruchtfleisch aus der Schale lösen. Avocado mit Salz, Pfeffer und Zitronensaft in einer kleinen Schüssel zu einer cremigen Masse zerdrücken. Halloumi in ca. 1 cm dicke Scheiben schneiden und in einer Pfanne mit etwas Öl von beiden Seiten goldbraun braten.

Tortillafladen nach Packungsanleitung erwärmen. Mit Avocadomasse bestreichen und mit Spinat, Halloumi, Zucchinistücken, Paprikastreifen und jeweils 2 eingelegten Tomaten belegen. Salzen, pfeffern und die Wraps einrollen oder einschlagen.

GEMÜSE-KARTOFFEL-LAIBCHEN MIT KRÄUTER-SAUERRAHM

Zutaten für 4 Portionen:

- 500 g mehlige Kartoffeln
- 1 Karotte
- ½ Sellerieknolle
- 60 g TK Erbsen
- ½ Zwiebel
- 2 EL Rapsöl + Öl zum Anbraten
- 6 EL Haferflocken
- 1 Ei
- 50 g Bergkäse
- Salz, Pfeffer
- Sesam zum Wälzen

Für den Kräuter-Sauerrahm:

- 5 EL Sauerrahm
- 2 EL Kräuter (Petersilie, Basilikum, Dill ...)
- Salz, Pfeffer

Zubereitung:

Die Kartoffeln schälen und weich kochen. Überkühlen lassen und durch eine Kartoffelpresse drücken. Karotten und Sellerie schälen und fein reiben. Zwiebel klein schneiden. Das Gemüse in einer Pfanne mit Rapsöl anbraten und anschließend zu den Kartoffeln geben. Mit den restlichen Zutaten vermengen und zu einer leicht formbaren Masse verarbeiten. Gegebenenfalls noch Haferflocken beigeben. Laibchen formen, in Sesam wälzen und in einer beschichteten Pfanne mit Öl goldgelb anbraten.

Für den Dip Sauerrahm mit den restlichen Zutaten verrühren und abschmecken.

Tipps:

- Für eine laktosefreie Variante verwenden Sie für den Dip laktosefreien Sauerrahm.
- Die Laibchen können portionsweise eingefroren werden.

FLAMMKUCHEN MIT KÜRBIS, SALBEI UND SCHAFSKÄSE

Zutaten für 2 Portionen (2 kleine Flammkuchen):

Für den Teig:

100 g Weizenvollkornmehl
100 g Weizenmehl
2 EL Rapsöl
125 ml Wasser
Salz

Für den Belag:

4 EL Sauerrahm
200 g Kürbis (z. B. Hokkaido)
1 kleine rote Zwiebel
1 Handvoll Salbeiblätter
60 g Schafskäse
1 Knoblauchzehe
Salz, Pfeffer

Zubereitung:

Den Backofen auf 210 °C Umluft vorheizen.

Kürbis waschen (evtl. schälen) und in dünne Scheiben schneiden. Auf ein mit Backpapier ausgelegtes Backblech legen und kurz im Backofen vorgaren.

Währenddessen den Teig zubereiten. Dafür Wasser, Öl und Salz in eine Rührschüssel geben. Das Mehl hinzufügen und alles zu einem glatten, geschmeidigen Teig kneten.

Für den Belag Sauerrahm mit Salz, Pfeffer und gepresstem Knoblauch würzen. Zwiebel in dünne Streifen schneiden.

Den Teig in zwei gleich große Stücke teilen und auf einer bemehlten Arbeitsfläche dünn ausrollen. Jeden Flammkuchen mit 2 EL Sauerrahmmischung bestreichen. Mit Kürbisspalten sowie Zwiebel belegen und mit Salbeiblättern bestreuen. Zuletzt den Feta über die Flammkuchen bröseln. Ca. 15 Minuten backen.

Tipp: Soll es einmal schneller gehen, können statt dem selbst gemachten Teig auch ein fertiger Flammkuchenteig aus dem Kühlregal oder Vollkorntortilla-Fladen verwendet werden.

Ideen für saisonalen Belag:

- Frühling: Spargel, Prosciutto, Parmesan
- Sommer: Tomaten, Rucola, Pinienkerne
- Herbst: Birne, Gorgonzola, Walnüsse
- Winter: Rote Bete/Rote Rübe, Feta

GEBRATENER GEMÜSEREIS MIT EI

Zutaten für 4 Portionen:

- 240 g Naturreis, roh
- 2 Frühlingszwiebeln
- 2 mittelgroße Karotten
- ½ Brokkoli
- 1 kleine Zucchini
- 100 g TK-Erbsen
- 1 Chili
- 2 Knoblauchzehen
- 1 Scheibe Ingwer
- 2 EL Sojasauce
- 4 Eier
- 3 EL Sesam- oder Erdnussöl
- Sesamsamen zum Bestreuen

Zubereitung:

Reis nach Packungsanleitung kochen. Gemüse waschen und klein schneiden. Gemüse (außer die Erbsen) in einer Pfanne mit 2 EL Öl anbraten. In eine Schüssel geben und anschließend die Gewürze ebenfalls in der Pfanne anrösten. Den Reis dazugeben und unter Rühren anbraten. Das Gemüse unter den Reis mischen. Erbsen und Sojasauce dazugeben.

Eier verquirlen und in einer separaten Pfanne mit 1 EL Öl Rührei zubereiten. Zur Gemüse-Reis-Mischung geben und mit Salz, Pfeffer und Sesam abschmecken.

Tipp: Für eine glutenfreie Variante verwenden Sie glutenfreie Sojasauce.

HAUPTSPEISEN MIT FLEISCH

HÜHNERFLEISCH IN FRUCHTIGER CURRYSAUCE

Zutaten für 4 Portionen:

- 400 g Hühnerfleisch
- Salz, Pfeffer
- 1 rote Paprikaschote
- 2 Karotten
- 200 g Brokkoli
- ½ Stange Porree/Lauch
- Rapsöl zum Anbraten

Für die Currysauce:

- 1 Banane
- 1 Apfel
- 400 ml Kokosmilch
- 1 l Gemüsebrühe
- 1 EL Erdnussöl
- Currypulver
- Salz, Pfeffer
- 1 Prise Ingwer, gemahlen
- Kümmel, gemahlen
- Maisstärke zum Binden

Zubereitung:

Für die Sauce Banane schälen und grob schneiden. Apfel waschen, entkernen und grob würfeln. Erdnussöl in einem Topf erhitzen. Das Obst hinzufügen und anrösten. Mit Currypulver, Kümmel und Ingwerpulver stäuben und weiterrösten. Mit Kokosmilch und Gemüsebrühe aufgießen und mit Salz und Pfeffer würzen. 10 Minuten köcheln lassen und anschließend mit einem Mixstab pürieren. Maisstärke mit etwas Wasser vermischen und einrühren. Nochmals aufkochen lassen.

Das Gemüse waschen und klein schneiden. Hühnerfilets abspülen, trocken tupfen und würfelig schneiden. Das Fleisch in etwas Öl anbraten und beiseitestellen. Anschließend das Gemüse anbraten und mit dem Fleisch vermengen. Hühnerfleisch und Gemüse mit der Currysauce servieren.

Tipps:

- Übrig gebliebene Currysauce kann problemlos eingefroren werden.
- Als Beilage eignet sich Vollkornreis.

CHILI AUF STEIRISCHE ART

Zutaten für 4 Portionen:

- 250 g Hackfleisch/ Faschiertes (gemischt)
- 1 Bund (300 g) Wurzelgemüse (Karotte, gelbe Rübe, Sellerie)
- 1 kleine Zucchini
- ½ Zwiebel
- 2 EL Olivenöl zum Anbraten
- 1 Knoblauchzehe
- 1 EL Tomatenmark
- 1 EL Paprikapulver edelsüß
- 1 EL Paprikapulver geräuchert
- 1 Msp. Chiliflocken (nach Belieben)
- 1 EL Kreuzkümmel, gemahlen
- 800 g Tomaten, gehackt (z. B. aus der Konserve)
- 250 ml Gemüsebrühe
- 150 g Mais, gegart
- 150 g Kidneybohnen, gegart
- 150 g Käferbohnen, gegart
- 2 Lorbeerblätter
- 1 TL Zitronenzeste
- Saft von 1 Zitrone
- 1 Bund Petersilie, gehackt
- Salz, Pfeffer

Zubereitung:

Wurzelgemüse und Zucchini gut waschen und fein reiben oder in kleine Stücke schneiden. Zwiebel und Knoblauch schälen und fein hacken. Olivenöl in einem Topf erhitzen und Zwiebel und Knoblauch darin anrösten. Das Hackfleisch hinzufügen und ebenfalls bräunen. Tomatenmark zufügen und gut einrühren. Nun die Gewürze (Paprikapulver, Kreuzkümmel, Lorbeer) mitrösten. Mit den gestückelten Tomaten und der Gemüsebrühe ablöschen. Den Mais und die Bohnen abseihen und unter kaltem Wasser abspülen. Anschließend zum Chili geben und alles bei mittlerer Hitze köcheln lassen. Nun Zitronenzeste und -saft beimengen. Zum Abschluss noch mit Salz, Pfeffer, Petersilie und nach Belieben mit Chili abschmecken.

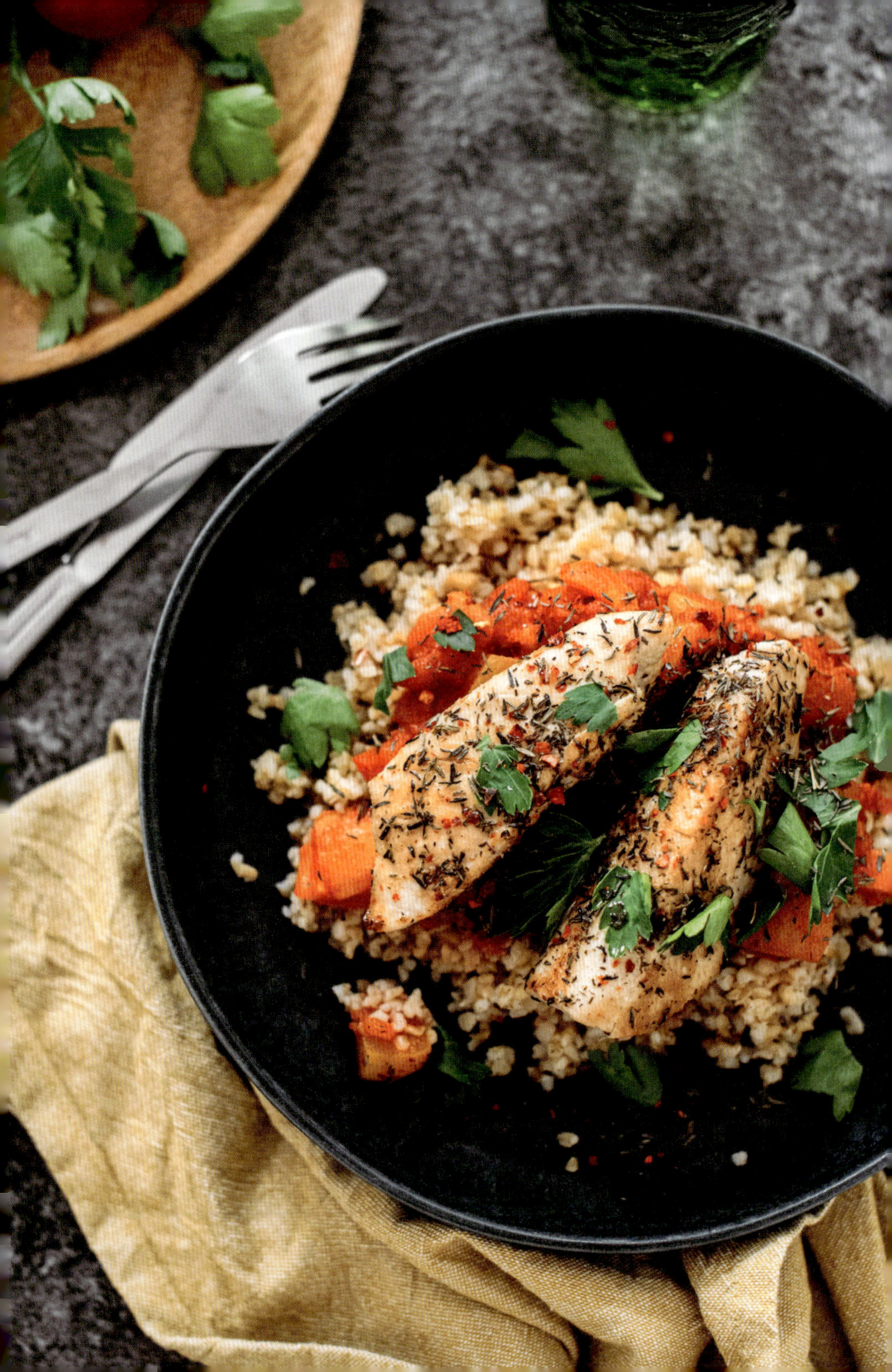

PUTENFILET MIT LETSCHO UND BULGUR

Zutaten für 4 Portionen:

- 4 Putenfilets à 125 g
- Kräutersalz, Pfeffer
- Rapsöl zum Anbraten
- 240 g Bulgur
- Wasser oder Gemüsebrühe zum Kochen

Für das Letscho:

- 5–6 Paprikaschoten (rot, gelb, grün)
- 1–2 kleine Zwiebeln
- 400 g Tomaten, gehackt (z. B. aus der Konserve)
- 1 Knoblauchzehe
- 1 KL Paprikapulver
- Thymian und Rosmarin, getrocknet
- Salz, Pfeffer
- 1 EL Olivenöl

Zubereitung:

Für das Letscho Paprika waschen, entkernen und in Würfel oder Streifen schneiden. Zwiebel schälen und schneiden. Knoblauch hacken. Olivenöl in einem Topf erhitzen. Zwiebel und Paprika darin andünsten. Knoblauch dazugeben. Mit Salz, Pfeffer, Paprikapulver, Rosmarin und Thymian würzen, kurz anrösten. Die gewürfelten Tomaten beigeben. Bei kleiner Hitze 10–15 Minuten weich schmoren lassen.

Inzwischen den Bulgur nach Packungsanleitung in Wasser oder Gemüsebrühe kochen. Putenfilets würzen und in einer Pfanne mit etwas Rapsöl anbraten. Putenfilets mit Bulgur und Letscho anrichten und servieren.

HÜHNERBRUST MIT KARTOFFELN UND FETA

Zutaten für 4 Portionen:

- 8 Kartoffeln (ca. 600 g)
- Salz, Pfeffer, Muskatnuss
- Thymian, getrocknet
- Zeste von 2 Zitronen
- Saft von ½ Zitrone
- 3 Knoblauchzehen
- 4 Hühnerbruststücke à 120 g
- 2 EL Kapern
- 2 rote Zwiebeln
- 150 g Feta
- 2 EL Sonnenblumenöl

Zubereitung:

Kartoffeln schälen, in Spalten schneiden und mit Salz, Muskat, Sonnenblumenöl, Zitronenzeste, Zitronensaft und Knoblauch marinieren. Backofen auf 200 °C Ober- und Unterhitze vorheizen. Hühnerbruststücke mit Salz und Pfeffer würzen. Anschließend mit den Kartoffelspalten, Thymian und Kapern in eine Form geben und zugedeckt für ca. 45 Minuten garen. Nach 35 Minuten die Zwiebeln halbieren, in Scheiben schneiden und gemeinsam mit würfelig geschnittenem Feta in der Form verteilen. Alles zusammen rund 10 Minuten fertiggaren.

SCHINKENFLECKERL MIT GEMÜSE

Zutaten für 4 Portionen:

250 g Vollkorn-Fleckerl (Nudeln)
180 g Schinken
200 g TK-Erbsen
2 Karotten
125 g Sauerrahm
1 Zwiebel
½ Stange Porree/Lauch
1 EL Rapsöl
etwas Gemüsebrühe
1 EL Majoran, getrocknet
2 EL Petersilie, gehackt, frisch oder tiefgekühlt
Salz, Pfeffer

Zubereitung:
Fleckerl nach Packungsanleitung kochen und abseihen. Währenddessen Zwiebel schälen und klein schneiden. Karotten waschen und raspeln. Lauch in feine Ringe schneiden. Rapsöl in einer Pfanne erhitzen und die Zwiebel darin glasig dünsten. Karotten und Lauch hinzugeben und mitbraten. Schinken schneiden und mit den Erbsen zum restlichen Gemüse geben. Zuletzt die Nudeln untermischen. Sauerrahm mit etwas Gemüsebrühe anrühren und unter die Schinkenfleckerl rühren. Mit Salz, Pfeffer, Majoran und Petersilie abschmecken.

Tipp: Für eine laktosefreie Variante verwenden Sie laktosefreien Sauerrahm.

KALBSSCHNITZEL IN CHAMPIGNONSAUCE

Zutaten für 2 Portionen:

2 Kalbsschnitzel à 120 g
100 ml Sahne/Schlagobers
100 ml Milch
100 ml Weißwein
200 g Champignons
1 Zwiebel
1 EL Rapsöl
Salz, Pfeffer

Zubereitung:
Kalbfleisch klopfen, salzen und pfeffern. Anschließend in einer beschichteten Pfanne mit Öl beidseitig kurz anbraten. In Alufolie wickeln und bei 150 °C im Ofen für ca. 10–15 Minuten garen.

Zwiebel schälen, fein hacken und in der Pfanne anschwitzen. Champignons putzen und in Scheiben schneiden. In der Pfanne kurz mitbraten. Mit Weißwein ablöschen und für ca. 15 Minuten köcheln lassen. Mit Sahne und Milch verfeinern, salzen und pfeffern und auf kleinster Stufe noch einmal 20 Minuten köcheln lassen. Fleisch aus dem Ofen nehmen und mit der Sauce und einer Beilage nach Wahl servieren.

Tipps:
- Dazu passen gekochte Kartoffeln, Reis oder Nudeln, idealerweise in der Vollwertvariante.
- Für eine laktosefreie Variante verwenden Sie laktosefreie Milchprodukte.

VOLLKORNPIZZA MIT GEMÜSE UND SCHINKEN

Zutaten für 1 Blech:

Für den Teig:

- 200 g Vollkornweizenmehl
- 200 g Weizenmehl, glatt
- ½ Würfel Hefe/Germ (ca. 20 g)
- 3 EL Olivenöl
- 200 ml Wasser
- Salz

Für den Belag:

- 100 g geriebener Käse (z. B. Gouda, Edamer, Emmentaler)
- 120 g Mais, gegart
- 80 g Schinken
- 1 Paprika
- 200 g Champignons
- 200 ml passierte Tomaten
- 1 Knoblauchzehe
- 1 kleine Zwiebel
- Salz, Pfeffer
- Oregano und Basilikum, frisch oder getrocknet

Zubereitung:

Für den Pizzateig Wasser, Salz, Olivenöl und Mehl in eine Rührschüssel geben. Hefe hineinbröseln und alles zu einem geschmeidigen Teig kneten. Den Teig zugedeckt für 30 Minuten an einem warmen Ort gehen lassen.

Für die Tomatensauce Zwiebel und Knoblauch schälen und klein schneiden. Etwas Öl in einem kleinen Topf erhitzen. Zwiebel und Knoblauch darin dünsten. Mit den passierten Tomaten aufgießen und mit Salz, Pfeffer und den Kräutern abschmecken. So lange einkochen lassen, bis eine sämige Konsistenz entsteht.

Für den Belag Paprika waschen und in Streifen schneiden. Champignons putzen, kurz abspülen und blättrig schneiden. Mais in ein Sieb leeren und kurz unter kaltem Wasser abspülen.

Den Pizzateig auf einer bemehlten Arbeitsfläche ausrollen und anschließend auf ein mit Backpapier ausgelegtes Backblech legen. Mit Tomatensauce bestreichen und mit Schinken, Mais, Paprikastreifen und Champignons belegen. Mit Käse bestreuen und alles für ca. 20 Minuten im vorheizten Ofen bei 240 °C Umluft backen.

Tipp: Soll es einmal schneller gehen, können auch fertiger Pizzateig oder fertige Tomatensauce verwendet werden.

HAUPTSPEISEN MIT FISCH

GEBRATENE LACHSFORELLE MIT SPROSSENGEMÜSE

Zutaten für 4 Portionen:

- 4 Lachsforellenfilets à 125 g
- Mehl zum Bestäuben
- Salz, Pfeffer
- ½ TL Thymian, getrocknet
- 1 EL Zitronensaft
- Olivenöl zum Anbraten

Für das Sprossengemüse:

- 2 Karotten
- 2 gelbe Rüben
- ½ Zucchini
- 1 Stange Porree/Lauch
- 1 kleine rote Paprika
- 100 g Sojasprossen
- 1 Knoblauchzehe
- Salz, Pfeffer
- 1 EL Sesamöl
- 2 EL Sojasauce
- 200 ml Gemüsebrühe
- 1 EL Maisstärke zum Binden

Zubereitung:

Für das Sprossengemüse Karotten, gelbe Rüben, Zucchini, Porree und Paprika waschen und in Streifen schneiden. Sesamöl in einer Pfanne erhitzen und das Gemüse anbraten. Die Sojasprossen abspülen und zum Gemüse geben. Knoblauch schälen und fein hacken. Gemüse mit Salz, Pfeffer, Knoblauch und Sojasauce würzen und mit Gemüsebrühe ablöschen. Maisstärke in einer kleinen Schüssel mit etwas Wasser anrühren und zum Gemüse geben. Kurz aufkochen lassen.

Die Lachsforellenfilets mit Salz, Pfeffer, Thymian und Zitronensaft würzen und mit Mehl bestäuben. Anschließend in einer Pfanne mit Olivenöl anbraten.

Den gebratenen Fisch mit dem Gemüse und einer Beilage nach Wahl anrichten.

Tipp: Als Beilage eignen sich gekochte Kartoffeln mit Kräutern wie Petersilie, Liebstöckel oder Dill.

LACHS MIT OFENKÜRBIS

Zutaten für 4 Portionen:

- 1 Zitrone
- 1 Handvoll fitscher Dill
- 2 EL Thymianblätter
- 4 EL Olivenöl
- 4 Lachsfilets à 120 g
- Salz, Pfeffer
- 8 Schalotten
- 2 kleine Hokkaidokürbisse (ca. 1 kg)
- 600 g grüne Bohnen

Zubereitung:
Backofen auf 150 °C Umluft vorheizen. Zitrone in schmale Scheiben schneiden. Dill und Thymian grob hacken und mit 2 EL Olivenöl vermengen. Fischfilets salzen und pfeffern, anschließend in eine Auflaufform legen und die Zitronenscheiben darüber verteilen. Die Kräuter-Öl-Mischung darübergießen. Schalotten schälen und halbieren. Kürbis halbieren und die Kerne entfernen. Das Fruchtfleisch in Spalten schneiden. Schalotten und Kürbis auf einem Backblech verteilen und mit dem restlichen Öl beträufeln. Im Ofen garen. Nach 20 Minuten auf 100 °C zurückdrehen. Danach den Lachs ebenfalls in den Ofen geben und beides noch für ungefähr 15 Minuten erhitzen. Währenddessen die grünen Bohnen putzen und 3–5 Minuten in Salzwasser garen, abgießen und kalt abschrecken. Alles auf einem Teller anrichten und genießen.

Tipp: Als Beilage eignen sich gekochte Kartoffeln mit Kräutern wie Petersilie, Liebstöckel oder Dill.

FORELLENFILET IN KARTOFFEL-MEERRETTICH-KRUSTE

Zutaten für 4 Portionen:

- 4 Forellenfilets à 150 g
- Saft von 1 Zitrone
- 300 g Kartoffeln
- 1 Ei
- 1 EL Meerrettich/Kren
- 1 EL frischer Dill
- Salz, Pfeffer, Muskatnuss

Zubereitung:
Kartoffeln schälen und in Wasser weich kochen. Danach mit einem Kartoffelstampfer zerdrücken. Dill waschen, trocken tupfen und fein hacken. Die Kartoffeln mit Ei, Meerrettich, Dill, Salz, Pfeffer und Muskatnuss vermengen.

Fischfilets beidseitig mit Salz, Pfeffer und Zitronensaft marinieren. Die Forellenfilets mit der Kartoffelmasse bestreichen und im vorgeheizten Backofen bei 170 °C Heißluft für ca. 10 Minuten backen.

Tipp: Genießen Sie dazu eine Gemüsebeilage nach Wahl oder einen frischen Salat.

GEGRILLTER SAIBLING MIT GEWÜRZMARINADE UND MACADAMIANÜSSEN

Zutaten für 4 Portionen:

- 4 Saiblingsfilets à 150 g
- 150 g Macadamianüsse
- 2 Chilischoten
- 2 Limetten
- frischer Koriander
- 2 Zwiebeln
- 2 EL Öl
- 1 Karotte
- 1 TL Kurkuma
- 1 TL Currypulver
- 1 TL Kümmel
- 1 TL Zimt
- Salz

Zubereitung:

Saiblingsfilets abtupfen. Macadamianüsse grob hacken und in einer beschichteten Pfanne ohne Öl anrösten. Chilischoten in feine Ringe schneiden. Eine Limette in Scheiben schneiden, Koriander waschen, trocken tupfen und hacken. Die Hälfte der Macadamianüsse mit der Hälfte der Chiliringe und dem Koriander vermengen und die Fischfilets damit füllen. Mit Limetten belegen und in Alufolie wickeln. Für ca. 12–15 Minuten im vorgeheizten Backofen bei 150 °C grillen.

Zwiebeln schälen und hacken, Karotte würfelig schneiden. Beides in heißem Öl anschwitzen, Chili zugeben und mitdünsten. Alle Gewürze beimengen, Saft einer ganzen Limette hinzufügen und für ca. 10 Minuten garen. Fischfilets auf einem Teller anrichten und die Gewürzmarinade darüber träufeln, mit den übrigen Macadamianüssen garnieren.

Tipps:
- Dazu passen gekochte Kartoffeln, Kartoffel- oder Süßkartoffelpüree.
- Genießen Sie dazu einen frischen Salat.

FORELLE MÜLLERIN

Zutaten für 4 Portionen:

- 4 Forellenfilets à 150 g
- ca. 3–4 gehäufte EL Weizenmehl
- ca. 3–4 gehäufte EL Paniermehl/Semmelbrösel
- 1 EL Öl
- Salz, Pfeffer
- Zitronensaft

Zubereitung:

Forellenfilets mit Salz, Pfeffer und etwas Zitronensaft würzen. Öl in einer beschichteten Pfanne erhitzen. Fisch in Paniermehl und Mehl wälzen und anschließend beidseitig knusprig anbraten.

Tipps:
- Als Beilage eignen sich gekochte Kartoffeln mit Kräutern wie Petersilie, Liebstöckel oder Dill.
- Genießen Sie dazu einen frischen Salat.

SPINAT-TAGLIATELLE MIT LACHS

Zutaten für 2 Portionen:

- 160 g Tagliatelle (Bandnudeln)
- 200 g Lachsfilet ohne Haut
- 5–6 Cocktailtomaten
- 200 g Blattspinat
- ½ Zwiebel
- 1 Knoblauchzehe
- 4 EL Sauerrahm
- ca. 100 ml Gemüsebrühe
- 2 EL frischer Dill, gehackt
- Saft von ½ Zitrone
- Salz, Pfeffer
- Olivenöl zum Anbraten

Zubereitung:

Nudeln nach Packungsanleitung kochen, abseihen und abtropfen lassen. Zwiebel und Knoblauch schälen und klein hacken. Lachs in Würfel schneiden und mit Zitronensaft, Salz und Pfeffer marinieren. Öl in einer Pfanne erhitzen und die Zwiebel darin glasig dünsten. Anschließend den Lachs hinzufügen und kurz mitbraten. Tomaten halbieren und hinzufügen. Blattspinat waschen, trocknen und in die Pfanne geben. Mit Salz, Pfeffer und Zitronensaft würzen. Sauerrahm mit Gemüsebrühe in einer kleinen Schüssel anrühren und in die Gemüse-Lachs-Mischung einrühren. Zum Schluss die gekochten Nudeln untermischen und mit Dill abschmecken.

Tipps:

- Statt Blattspinat kann auch Mangold verwendet werden.
- Für eine laktosefreie Variante verwenden Sie laktosefreien Sauerrahm.

SPAGHETTI MIT WEISSWEIN-GARNELEN

Zutaten für 2 Portionen:

- 200 g Vollkornspaghetti
- 1 Knoblauchzehe
- 1 EL Olivenöl
- 200 g Garnelen
- 100 ml Weißwein
- ½ EL Zitronensaft
- ½ Bund Basilikum
- Salz, Pfeffer

Zubereitung:

Spaghetti in einem großen Topf mit Wasser und etwas Salz kochen, dann abseihen. Knoblauch schälen, hacken und in einer beschichteten Pfanne mit Öl anschwitzen. Garnelen zugeben und scharf anbraten. Mit Wein ablöschen und kurz köcheln lassen. Mit Salz, Pfeffer und Zitronensaft abschmecken. Basilikum waschen, trocken tupfen und fein hacken. Unter die Sauce mischen. Nudeln unterheben und auf zwei Tellern anrichten.

FISCHLAIBCHEN MIT JOGHURT-DIP

Zutaten für 4 Portionen:

- 500 g Fischfilet natur (z. B. Zander, Forelle, Lachs, Saibling)
- 1 Zwiebel
- 2 Eier
- 3 EL Senf
- 2 TL Fischgewürz
- 1 Bund Dill oder Petersilie
- Salz, Pfeffer
- 100 g Vollkorn-semmelwürfel
- Paniermehl/Semmelbrösel zum Wälzen
- Rapsöl zum Braten

Für den Joghurt-Dip:

- 100 g Naturjoghurt
- 100 g Quark/Topfen
- 3 kleine Essiggurken
- Salz, Pfeffer

Zubereitung:

Zwiebel schälen und fein hacken. Öl in einer Pfanne erhitzen und Zwiebel darin glasig dünsten. Semmelwürfel in kaltem Wasser einweichen. Fischfilet sehr fein würfeln und in eine Schüssel geben. Die Semmelwürfel gut ausdrücken und dazugeben. Mit Zwiebel, Eiern, Senf, Kräutern, Salz und Pfeffer vermengen und gut durchkneten. Aus der Masse Laibchen formen und diese im Paniermehl wälzen. In einer beschichten Pfanne mit etwas Rapsöl goldbraun braten. Auf einem Küchenpapier abtropfen lassen. Für den Dip Essiggurken klein würfelig schneiden. Joghurt und Quark verrühren. Essiggurken untermengen und mit Salz und Pfeffer abschmecken.

Die Laibchen gemeinsam mit dem Dip servieren.

Tipps:

- Als Beilage eignen sich gekochte Kartoffeln, Süßkartoffeln gekocht oder als Püree sowie ein frischer Salat.
- Die Laibchen können auch als Einlage für Fischburger verwendet werden.
- Für eine laktosefreie Variante verwenden Sie laktosefreie Milchprodukte.

SÜSSE HAUPTSPEISEN UND DESSERTS

POWER-KUGELN

Zutaten für ca. 10 Stück:

Für die Frucht-Version:

- 100 g Nüsse (Mandeln, Haselnüsse, Walnüsse)
- 2 EL Hafer- oder Dinkelflocken
- 100 g getrocknete Datteln
- 2 EL getrocknete Cranberrys
- 40 ml Orangensaft, frisch gepresst
- je 1 Prise Zimt und Salz
- ½ TL Zitronenzeste

Alternativ für die Kakao-Version:

- 100 g Nüsse (Mandeln, Haselnüsse, Walnüsse)
- 2 EL Hafer- oder Dinkelflocken
- 100 g getrocknete Datteln
- 2 EL pures Kakaopulver
- 1–2 TL Öl (z. B. Haselnussöl, Walnussöl)
- 1 Msp. Bourbon-Vanille
- 1 Prise Salz

Zum Wälzen:

ungesüßtes Kakaopulver, getrocknete Himbeeren, Kokosflocken, Zimt

Zubereitung:

Alle Zutaten in einer Küchenmaschine so lange mixen, bis eine homogene Masse entsteht. Kugeln formen und nach Belieben in Kokosflocken, Kakaopulver, Zimt oder zermahlenen gefriergetrockneten Himbeeren wälzen.

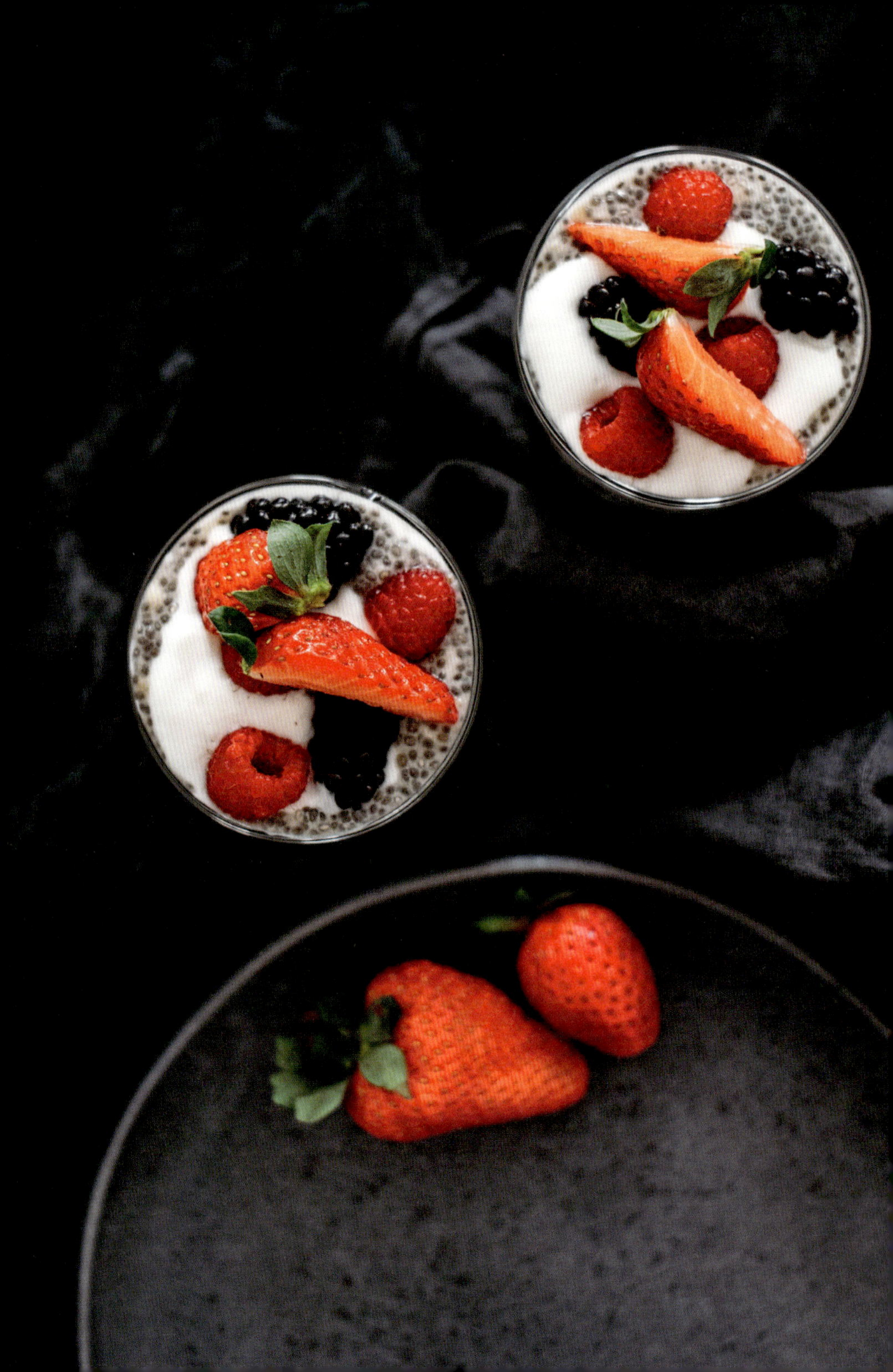

CHIAPUDDING MIT ZITRONENCREME

Zutaten für 2 Portionen:

- 250 ml Mandeldrink
- 4 EL Chiasamen
- 1 reife Banane
- 200 g griechischer Joghurt (0,2 % Fett)
- 1 Zitrone
- 1 Handvoll Beeren
- Honig bei Bedarf

Zubereitung:

Banane mit einer Gabel zerdrücken und mit Chiasamen und Mandeldrink gut verrühren. Für mind. 2 Stunden in den Kühlschrank stellen und zwischendurch mehrmals umrühren.

Joghurt mit etwas Zitronensaft und Zitronenschale verrühren. Bei Bedarf mit etwas Honig süßen. Chiapudding und Zitronencreme in zwei Dessertgläser schichten und mit den Beeren garnieren.

Tipp: Anstelle der Beeren kann auch anderes saisonales Obst verwendet werden.

ERDBEER-FROZEN-YOGURT MIT KOKOS

Zutaten für 4 Portionen:

- 200 g griechischer Joghurt (10 % Fett)
- 350 g gefrorene Erdbeeren
- 30 g Kokos-Chips
- 1/4 TL Bourbon-Vanillepulver
- 1 EL Honig oder Agavendicksaft
- Minzblätter zur Dekoration

Zubereitung:

Die gefrorenen Früchte mit Joghurt, Vanillepulver und dem Süßungsmittel in einen Mixer geben und zu einer glatten Masse pürieren. Kokos-Chips in einer Pfanne ohne Fett rösten. In eine Schüssel geben und auskühlen lassen. Die Eis-Masse auf vier Schüsseln aufteilen und mit den Kokos-Chips bestreuen. Nach Belieben mit Minzblättern dekorieren.

Tipps:

- Anstelle von Erdbeeren eignen sich auch andere gefrorene Früchte wie z. B. Himbeeren, Heidelbeeren, Kirschen, Mangos, Bananen oder Pfirsiche.
- Für eine laktosefreie Variante verwenden Sie laktosefreien Joghurt, Soja- oder Kokosjoghurt.

BUTTERMILCHSCHMARREN

Zutaten für 4 Portionen:

- 250 ml Buttermilch
- 15 g flüssige Butter
- 60 g Weizenmehl
- 60 g Weizenvollkornmehl
- 2 EL Puderzucker/Staubzucker
- 1 Pkg. Vanillezucker
- 1 Prise Salz
- 4 Eier
- Schale von 1 unbehandelten Zitrone
- Rosinen oder Cranberrys nach Belieben

Zubereitung:

Buttermilch mit flüssiger Butter, Vanillezucker, Puderzucker, Salz und Mehl verrühren. Eier trennen und in die Masse Dotter einrühren. Aus dem Eiklar Schnee schlagen und unter die Masse heben.

Butter in einer Pfanne erhitzen und die Teigmasse eingießen. Rosinen bzw. Cranberrys einstreuen. Bei mittlerer Hitze so lange backen, bis die Unterseite goldgelb ist. Anschließend wenden und im vorgeheizten Backofen bei 180 °C Ober- und Unterhitze auf unterster Schiene fertig backen. Den Teig in ungleichmäßige Stücke zerreißen, anrichten und leicht mit Puderzucker bestreuen.

Tipps:

- Den Buttermilchschmarren mit Kompott oder Obstmus servieren.
- Für eine laktosefreie Variante verenden Sie laktosefreie Buttermilch.
- Anstelle von Buttermilch kann auch Sauermilch verwendet werden.

APFEL-REIS-AUFLAUF

Zutaten für 4 Portionen:

- 200 g Rundkornreis
- 500 ml Magermilch
- 4 EL Zucker
- 1 Pkg. Vanillezucker
- 1 TL gemahlener Zimt
- Schale von ½ unbehandelten Zitrone
- 2 Äpfel
- 3 Eier
- 80 g Butter
- 250 g Magerquark/-topfen
- 1 Prise Salz

Zubereitung:

Milch und Vanillezucker aufkochen und den Reis einrühren. Hitze reduzieren und den Reis bei mittlerer Hitze garen. Anschließend überkühlen lassen. Butter, Zucker, Salz, Zitronenschale, Zimt und Eidotter aufschlagen. Anschließend den Quark dazugeben. Äpfel klein schneiden und ebenfalls beimengen. Eiklar zu Schnee schlagen und unter die Quark-Ei-Masse heben. Eine Auflaufform mit etwas Butter einfetten und die Masse einfüllen. Im vorgeheizten Backofen bei 180 °C Umluft ca. 40 Minuten backen.

Tipps:

- Für eine laktosefreie Variante verwenden Sie laktosefreie Milchprodukte.
- Anstelle von Äpfeln kann auch ein anderes Obst verwendet werden, z. B. Birnen oder Pfirsiche.
- Übrig gebliebener Auflauf kann portionsweise eingefroren werden.

TOPFENKNÖDEL MIT WALNUSSBRÖSELN

Zutaten für 4 Portionen:

Für den Teig:

- 250 g Magerquark/-topfen
- 1 Ei
- 2 EL Weizen- oder Dinkelmehl
- 2 EL Weizen- oder Dinkelgrieß
- 2 EL Paniermehl/ Semmelbrösel
- 1 Prise Salz

Für die Brösel:

- 3 EL Walnüsse, gemahlen
- 2 EL Paniermehl/ Semmelbrösel
- 1 EL Zucker
- 1 TL Zimt
- 20 g Butter

Zubereitung:

Alle Zutaten für den Teig verrühren und für ca. 30 Minuten ruhen lassen. Die Masse mithilfe von zwei Löffeln oder mit feuchten Händen zu Knödeln formen. Diese anschließend in leicht siedendem Wasser (das Wasser soll nicht kochen) 12–15 Minuten ziehen lassen.

In der Zwischenzeit Butter in einer Pfanne schmelzen. Paniermehl, Walnüsse, Zimt und Zucker hinzugeben und kurz anrösten, bis sie eine bräunliche Farbe bekommen. Die fertigen Knödel in der Mischung wälzen. Anrichten und mit einer Beilage nach Wahl servieren.

Tipps:

- Als Beilage empfiehlt sich Beerensauce, Fruchtmus oder Kompott.
- Anstelle von Walnüssen können auch andere gemahlene Nüsse wie z. B. Haselnüsse oder Mandeln verwendet werden.
- Für eine laktosefreie Variante verwenden Sie laktosefreien Quark.
- Die Knödel können auch im Dampfgarer zubereitet werden.

TASSENKUCHEN MIT HIMBEEREN

Zutaten für 2 kleine Tassen:

- 4 EL Dinkelvollkornmehl
- 1 TL Backpulver
- 2 EL Zucker (oder anderes Süßungsmittel)
- 4 EL Milch
- 1 Ei
- 1 EL Rapsöl
- 2 EL gehackte Zartbitterschokolade
- 2 Himbeeren

Zubereitung:

Alle Zutaten bis auf die Himbeeren vermischen. Den Teig in zwei ofenfeste Tassen füllen und zuletzt jeweils eine Himbeere in die Mitte drücken. Die Tassenkuchen im vorgeheizten Backofen bei 180 °C Heißluft ca. 15 Minuten backen.

AMARANT-AUFLAUF MIT KIRSCHEN

Zutaten für 4 Portionen:

- 250 g Amarant
- 625 ml Milch
- 1 Pkg. Vanillezucker
- 1 kleines Glas (330 g) entsteinte Kirschen, ungezuckert
- 6 EL Kokosraspeln
- 2 Eier
- 60 g brauner Zucker
- 250 g Quark/Topfen
- 1 TL Zimt
- 1 TL Butter für die Auflaufform

Zubereitung:

Amarant in einem Sieb gut waschen und abtropfen lassen. Milch mit Vanillezucker mischen und aufkochen. Amarant zugeben und zugedeckt bei kleiner Hitze ca. 45 Minuten köcheln lassen, regelmäßig umrühren. Kirschen abtropfen lassen und mit 2 EL Kokosraspeln vermengen. Auflaufform einfetten und mit weiteren 2 EL Kokosraspeln bestreuen. Backofen auf 200 °C Ober- und Unterhitze oder 180 °C Heißluft vorheizen. Eier trennen. Eigelb mit dem Zucker cremig rühren, anschließend Quark und Zimt beimengen. Amarant langsam untermischen. Eiklar zu Schnee schlagen und unter die Amarant-Quark-Masse heben. Masse in die Auflaufform füllen und glattstreichen. Kirschen hineindrücken, mit 2 EL Kokosraspeln bestreuen und im vorgeheizten Backofen ca. 25 Minuten goldbraun backen. Gegebenenfalls die Hitze reduzieren.

Tipp: Für eine laktosefreie Variante verenden Sie laktosefreie Milchprodukte.

JOGHURT-QUARK-CREME MIT APRIKOSENMUS

Zutaten für 2 Portionen:

Für die Creme:

- 200 g Naturjoghurt
- 200 g Quark/Topfen
- 1 TL Honig
- 1/4 TL gemahlene Vanille

Für das Mus:

- 4 Aprikosen/Marillen
- 1 EL brauner Zucker
- 1 Prise Zimt
- 1 Nelke
- 2 EL Wasser

Zubereitung:

Aprikosen waschen, entkernen, vierteln und dann in einem kleinen Topf mit Wasser, braunem Zucker, Nelke und Zimt so lange dünsten, bis die Aprikosen zerkocht sind. Überkühlen lassen.

Währenddessen Quark, Naturjoghurt, Honig und Vanille vermischen, bis eine cremige Konsistenz entsteht. Die Creme auf zwei Dessertgläschen aufteilen und mit dem Mus verfeinern.

Tipps:

- Wenn es einmal etwas schneller gehen soll, eignet sich auch ein fertiges Kompott oder Mus.
- Für eine laktosefreie Variante verwenden Sie laktosefreie Milchprodukte.

MOHNKUCHEN MIT BIRNENKOMPOTT

Zutaten für 1 Kuchen:

- 4 Eier
- 130 ml Rapsöl
- 75 g Zucker
- 150 g Mohn
- 100 g Haselnüsse, gerieben

Für das Birnenkompott:

- 2 große Birnen
- 100 ml Wasser
- 1 Zimtstange
- 4 Nelken
- Saft von ½ Zitrone

Zubereitung:

Backofen auf 170 °C Umluft vorheizen. Eine Kuchenform ausfetten, Eier trennen und das Eiklar steif schlagen. Öl mit Zucker vermengen und schaumig rühren. Die Dotter vorsichtig unterrühren, Mohn und Nüsse hinzufügen. Eischnee langsam unter die Masse heben und die Masse gleichmäßig in der Form verteilen. Im Ofen für ca. 40 Minuten backen.

Die Birnen gut waschen, entkernen und in Spalten schneiden. Wasser, Zimt und Nelken in einem Topf aufkochen und die Birnenspalten darin weich kochen. Mit Zitronensaft abschmecken und kalt stellen. Kuchen in der Form abkühlen lassen, stürzen und gemeinsam mit dem Kompott servieren.

Tipps:

- Wenn es etwas schneller gehen soll, eignet sich auch ein fertiges Kompott oder Mus.
- Der Kuchen kann auch portionsweise eingefroren werden.

GRIESSPUDDING MIT BROMBEERSAUCE

Zutaten für 4 Portionen:

Für den Grießpudding:

- 600 ml Milch
- Mark von 1 Vanilleschote
- 3 EL Zucker
- 1 Msp. Zimt
- 1 Prise Salz
- 60 g Dinkelgrieß
- Schale von ½ Bio-Orange

Für die Brombeersauce:

- 300 g Brombeeren (frisch oder tiefgekühlt)
- Saft von 1 Orange
- Süßungsmittel nach Bedarf

Zubereitung:

Milch mit Zucker, Zimt, Orangenschale, Vanillemark und Salz aufkochen. Den Grieß unter ständigem Rühren für ca. 4 Minuten einkochen. Anschließend vom Herd nehmen und nachquellen lassen. Die Masse in kalt ausgespülte Dessertgläser füllen und für mind. 2 Stunden kühl stellen.

Währenddessen Brombeeren mit Orangensaft in einem Topf erhitzen und einköcheln lassen. Je nach Süße der Früchte mit 1 EL Honig/Zucker oder Süßstoff süßen.

Den Grießpudding aus den Gläschen stürzen und mit der Brombeersauce anrichten.

Tipps:

- Wenn es etwas schneller gehen soll, eignet sich auch ein fertiges Kompott oder Mus.
- Für eine laktosefreie Variante verwenden Sie laktosefreie Milch oder eine pflanzliche Alternative.
- Anstelle von Dinkelgrieß kann auch Weizen- oder Maisgrieß verwendet werden.

NUSSBUCHTELN MIT WEICHSELFÜLLUNG

Zutaten für ca. 12 Stück:

- 200 ml Milch
- 1 Ei
- 200 g Weizenvollkornmehl
- 300 g Weizenmehl Type 700
- 80 g Walnüsse, gemahlen
- 50 g Puderzucker/Staubzucker, gesiebt
- 1 Pkg. Vanillezucker
- 1 Prise Salz
- 50 g Butter, weich
- 1 Würfel frische Hefe/Germ (42 g)
- ½ KL geriebene Schale einer unbehandelten Zitrone
- Sauerkirschen-Konfitüre/Weichselmarmelade zum Füllen
- etwas Butter zum Bestreichen

Zubereitung:

Milch erwärmen, Hefe hineinbröckeln und mithilfe eines Schneebesens auflösen. Mehl, Ei, Nüsse, Puderzucker, Vanillezucker, Zitronenzeste, Butter und Salz beimengen. Den Teig ca. 5 Minuten kneten und anschließend 30 Minuten gehen lassen.

Nach der Gehzeit den Teig in 12 gleich große Stücke (à 40 g) teilen. Die Teigstücke zu Kugeln formen und flach drücken. In die Mitte jeder Kugel 1 KL Konfitüre platzieren und den Teig über der Fülle zusammendrücken. Mit dem „Verschluss" nach unten in eine gebutterte Auflaufform setzen und mit etwas flüssiger Butter bestreichen. Die Buchteln 20 Minuten rasten lassen. Den Backofen auf 170 °C vorheizen. Buchteln im vorgeheizten Backofen bei 170 °C Heißluft für ca. 30 Minuten backen.

Tipps:
- Übrig gebliebene Buchteln können portionsweise eingefroren werden.
- Als Beilage empfiehlt sich Vanillesauce oder ein Fruchtkompott.
- Für eine laktosefreie Variante verwenden Sie laktosefreie Milch.

BANANENBROT

Zutaten für 1 Brot:

- 3 reife Bananen
- 2 Eier
- 200 g Apfelmus, ungesüßt
- 2 EL Rapsöl
- 150 g Weizenvollkornmehl
- 100 g Dinkelvollkornmehl
- 1 TL Zimt
- 1 Pkg. Backpulver
- 80 g Walnüsse

Zubereitung:

Backofen auf 170 °C Heißluft vorheizen. Bananen mit einer Gabel zerdrücken. Eier aufschlagen und beimengen, anschließend gut verquirlen. Apfelmus und Öl unterrühren. Beide Mehle mit Zimt und Backpulver vermischen und unter die Bananenmasse mengen. Walnüsse hacken und unterrühren. Eine Kastenform mit Backpapier auslegen und den Teig einfüllen. Anschließend für ca. 40 Minuten backen.

DUNKLES SCHOKOMOUSSE

Zutaten für 4 Portionen:

- 350 ml Milch
- 40 g Schokopuddingpulver
- 1 EL Zucker
- 2 Rippen dunkle Schokolade
- 170 g Quark/Topfen

Zubereitung:

Aus Milch, Puddingpulver und Zucker lt. Packungsanweisung Pudding kochen. Schokolade im Wasserbad schmelzen, in den warmen Pudding einrühren und abkühlen lassen. Quark mit einem Schneebesen glatt rühren und langsam in die Puddingmasse einrühren.

Eventuell mit Obst nach Wahl garnieren.

Tipp: Für eine laktosefreie Variante verwenden Sie laktosefreie Milchprodukte.

RHABARBERSTRUDEL

Zutaten für 1 Strudel:

- 1 Pkg. Strudelteig
- 700 g Rhabarber
- 100 g Paniermehl/Semmelbrösel
- 50 g Zucker
- 1 TL Butter zum Bestreichen
- ca. 1 gestrichener TL Zimt

Zubereitung:

Rhabarber schälen, in 3 cm lange Stücke schneiden, kurz weich dünsten und auskühlen lassen. Paniermehl trocken anrösten und mit Zimt und Zucker vermengen. Den Strudelteig mit der Zimtmischung und den ausgekühlten Rhabarberstücken belegen. Strudelteig einrollen, mit zerlassener Butter bestreichen und bei 180 °C ca. 15 Minuten backen.

Tipp: Anstelle von Rhabarber kann auch anderes Obst wie z. B. Äpfel, Birnen, Marillen oder Zwetschgen verwendet werden.

VOLLKORN-KAROTTEN-MUFFINS

Zutaten für ca. 12 Muffins:

- 180 g Weizenvollkornmehl
- 3 Eier
- 80 g Magerquark/-topfen
- 1–2 Karotten (100 g)
- 50 g Mandeln, gerieben
- 60 g brauner Zucker
- 1 Pkg. Backpulver

Zubereitung:

Backofen auf 180 °C vorheizen. Karotten waschen und fein raspeln. Mehl und Backpulver vermischen. Eier mit Karotten, Quark, Mandeln und Zucker vermengen. Die Mehl-Backpulver-Mischung gleichmäßig unterrühren und anschließend in Muffinformen füllen. Für ca. 20 Minuten backen.

Tipp: Für eine laktosefreie Variante verwenden Sie laktosefreien Quark.

KLEINES KÜCHENLEXIKON

Acidophilus-milch	Milchprodukt aus Kuhmilch, die mit einem Milchsäurebakterium (Lactobacillus acidophilus) versetzt wird
al dente	bissfest gekocht
Amarant	Pseudogetreide aus der Gattung der Fuchsschwanzgewächse
Aronia	Apfelbeere
Bifidusjoghurt	Joghurt, das mit Bifidobakterien versetzt ist
Biskotte	Löffelbiskuit
Buchteln	süße Hauptspeise aus Hefeteig
Bulgur	Getreideerzeugnis aus Weizen
Dotter	Eigelb
Eiernockerl	Pfannengericht aus kleinen Nocken und Ei
Emmer	Zweikorn, Pflanzenart aus der Gattung des Weizens
Essiggurken	saure Gurken
Faschiertes	Hackfleisch
Fleckerl	kleine, quadratische Teigware
Frittaten	Suppeneinlage aus klein geschnittenen Pfannkuchen/Palatschinken
Frozen Yogurt	Dessert aus Milch und Joghurt, ähnlich wie Speiseeis
Fusilli	Spiralnudeln
Hafercuisine	vegane Alternative zu Sahne/Schlagobers
Karotte	Möhre
Kefir	dickflüssiges Sauermilchprodukt, das durch einen Gärungsprozess entsteht
Knödel	Kloß
Kohlsprossen	Rosenkohl
Kombucha	Getränk, das durch die Fermentierung von ungesüßtem Tee mit einer Kombucha-Kultur (Teepilz) hergestellt wird
Kornspitz	Kleingebäck aus Weizen
Kren	Meerrettich
Lauch	Porree
Letscho	Schmorgericht mit Paprika aus der ungarischen Küche
Marille	Aprikose
Marmelade	Konfitüre

Miso	Paste aus fermentierten Sojabohnen
Mürbteig	Mürbeteig; Knetteig für Kuchen, Quiche etc.
Nattō	japanisches Lebensmittel aus fermentierten Sojabohnen
Nockerl	kleine Nocken, Klößchen
Overnight Oats	über Nacht eingeweichte Haferflocken in unterschiedlichsten Zubereitungsweisen
Pad Thai	traditionelles Nudelgericht aus Thailand
Palatschinken	Pfannkuchen, Eierkuchen
Penne	Pastasorte; kurze, schräg abgeschnittene Hohlnudel
Polenta	Maisgrieß
Quinoa	Pseudogetreide aus der Gattung der Fuchsschwanzgewächse
Ricotta	italienischer Frischkäse
Rucola	Rauke
Sauermilch	Dickmilch
Sauerrahm	saure Sahne
Schlagobers	Sahne
Schmarren	österreichische Speise aus Pfannkuchenteig, meist süß
Schöberl	Suppeneinlage aus Eierteig
Seitan	japanisches Lebensmittel aus Weizeneiweiß mit fleischähnlicher Konsistenz
Semmelbrösel	Paniermehl
Semmelwürfel	gewürfeltes getrocknetes Weißgebäck, Knödelbrot
Skyr	isländisches Milchprodukt aus Kuh- oder Schafmilch
Staubzucker	Puderzucker
Tahin	Paste aus fein gemahlenen Sesamkörnern
Tempeh	Fermentationsprodukt, meist aus Sojabohnen oder Lupinen
Topfen	Quark
Topfenschöberl	Variante einer Suppeneinlage (Schöberl) mit Quark (Topfen)
Vogerlsalat	Feldsalat
Weckerl	Brötchen
Weichsel	Sauerkirsche
Wurzelwerk	Gemüsemischung meist aus Karotten, gelben Rüben, Knollensellerie, Petersilienwurzel und Porree; Suppengemüse
Zitronenzeste	abgeriebene Zitronenschale
Zwetschge	Pflaume

ABKÜRZUNGEN

°C	Grad Celsius
ACTH	adrenokortikotropes Hormon
bzw.	beziehungsweise
ca.	circa
DGE	Deutsche Gesellschaft für Ernährung
DHA	Docosahexaensäure
EL	Esslöffel
EPA	Eicosapentaensäure
etc.	et cetera
evtl.	eventuell
F. i. T.	Fett in der Trockenmasse
g	Gramm
GABA	Gamma-Aminobuttersäure
ICD	International Classification of Diseases
kg	Kilogramm
KL	Kaffeelöffel
l	Liter
ml	Milliliter
Msp.	Messerspitze
Pkg.	Packung
TK	Tiefkühl-
TL	Teelöffel
TRP	Tryptophan
u. a.	unter anderem
usw.	und so weiter
u. v. m.	und viele(s) mehr
v. a.	vor allem
WHO	World Health Organization (Weltgesundheitsorganisation)
z. B.	zum Beispiel

REZEPTVERZEICHNIS

Frühstück

Aufstriche

Drinks und Smoothies

Suppen

Salate

Hauptspeisen vegetarisch

Hauptspeisen mit Fleisch

Hauptspeisen mit Fisch

Süße Hauptspeisen und Desserts

VERWENDETE LITERATUR

Aigner, M. (2019). *Depression: Entstehung, Schutz- und Risikofaktoren.* Zugriff am 29. Juni 2021 unter https://www.gesundheit.gv.at/krankheiten/psyche/depression/symptome

Aigner, M. (2019). *Depression: Medikamente & Psychotherapie.* Zugriff am 29. September 2021 unter https://www.gesundheit.gv.at/krankheiten/psyche/depression/antidepressiva-psychotherapie

Almeida C., Oliveira R., Soares R. & Barata P. (2020). Influence of gut microbiota dysbiosis on brain function: a systematic review. *Porto Biomed J.* 17; 5(2), S. 1–8. doi: 10.1097/j.pbj.0000000000000059.

Berding Harold, K. (2019). Neuroscience und Ernährung – Einblicke in neue Erkenntnisse des Zusammenspiels von Darmmikrobiota, kognitiver Funktion und Verhalten. *Ernährung aktuell* 4, S. 10.

Biesalski, H. K., Bischoff, S. C., Pirlich, M. & Weimann, A. (Hrsg.) (2018). *Ernährungsmedizin.* 5. Aufl. Thieme.

Bischoff, S. & Manns, P. (2005). Probiotika, Präbiotika und Synbiotika: Stellenwert in Klinik und Praxis. *Deutsches Ärzteblatt* 11, S. 752–759.

Bremer Gewürzhandel. (o. J.). *Richtig würzen – der Ratgeber.* Zugriff am 23. Jänner 2022 unter https://www.bremer-gewuerzhandel.de/wuerztipp/richtig-wuerzen/

Christof, C. (2017). *Kurkuma: Stimmungsmacher bei Depression?* Zugriff am 26. Juni 2021 unter https://www.medizin-transparent.at/kurkuma-stimmungsmacher-bei-depression/

Cryan, J. F., O'Riordan, K. J., Cowan, C. S. M., Sandhu, K. V., Bastiaanssen, T. F. S. et al (2019). The Microbiota-Gut-Brain Axis. *Physiol Rev.* 1; 99(4), S. 1877–2013. doi: 10.1152/physrev.00018.2018. PMID: 31460832.

Danone (Hrsg.) (2021). *Verbessern Sie Ihr intestinales Mikrobiom! Flyer zum Symposium „Ernährung: Evidenz gefunden?“.*

Deutsche Gesellschaft für Ernährung (DGE) (o. J.). *Trans-Fettsäuren und ihr Einfluss auf die Gesundheit.* Zuletzt abgerufen am 6.2.2022 unter https://www.dge.de/wissenschaft/weitere-publikationen/fachinformationen/trans-fettsaeuren/

Deutsche Gesellschaft für Ernährung e. V. (2012). *Sekundäre Pflanzenstoffe und ihre Wirkung auf die Gesundheit.* Zugriff am 15. Mai 2021 unter https://www.dge.de/wissenschaft/weitere-publikationen/fachinformationen/sekundaere-pflanzenstoffe-und-ihre-wirkung/

DGPPN, BÄK, KBV, AWMF (Hrsg.) für die Leitliniengruppe Unipolare Depression. *S3-Leitlinie/Nationale VersorgungsLeitlinie Unipolare Depression – Langfassung.* 2. Auflage. Version 5. 2015 [cited: 2021-05-12]. doi: 10.6101/AZQ/000364. www.depression.versorgungsleitlinien.de.

Ecker, N. (2020). *Heilkräuter für die Psyche.* Zugriff am 26. Juni 2021 unter https://www.minimed.at/medizinische-themen/psyche/heilkraeuter-psyche/

Elmadfa, I., Aign, W., Muskat, E. & Fritzsche, D. (2015). *Die große GU Nährwert Kalorien Tabelle.* Gräfe und Unzer.

Engels, F. (o. J.). *Depressionen und depressive Zustände.* Zugriff am 29. Juni 2021 unter https://psychiatriegespraech.de/psychische_krankheiten/depression/depression_ueberblick/

Fachgesellschaft für Ernährungstherapie und Prävention. (2021). *Probiotika – Ernährungstherapeutische Aspekte.* Zugriff am 23. November 2021 unter https://fet-ev.eu/probiotika/#Physiologische_Wirkungen_und_Funktionen

Farzi, A., Hassan, A., Holzer, P. & Loewi, O. (2020). Mood Food: Neuroscience – Mikrobiota – Ernährung. *Ernährung aktuell* 2, S. 7.

Firth, J., Gangwisch, J., Brosini, A., Wootton, R. & Mayer, E. (2020). Food and mood: how to diet and nutrition affect mental wellbeing. *BMJ* 369, m2382. doi: 10.1136/bmj.m2382. Zugriff am 22. Mai 2021 unter https://www.bmj.com/content/369/bmj.m2382

Freeman, M. P., Hibbeln, J. R., Wisner, K. L. et al. (2006): Omega-3 fatty acids: evidence basis for treatment and future research in psychiatry. *J Clin Psychiatry* 67(12), S. 1954–1967. doi: 10.4088/jcp.v67n1217.

Gruber, K. (2019). Können Mikrobiota gendern? *Jem* 21, S. 10.

Gruber, K. (2019). Mikrobiota, Darmbarriere & Nahrungsmittelallergie. *Jem* 21, S. 6–9.

Hinneburg, I. (2020). *Mit Magnesium gegen Depressionen?* Zugriff am 26. Juni 2021 unter https://www.medizin-transparent.at/depression-magnesium/

Huang, R., Wang, K. & Hu, J. (2016). Effect of Probiotics on Depression: A Systematic Review and Meta-Analysis of Randomized Controlled Trials. *Nutrients* 8(8), S. 483. Zugriff am 30. Dezember 2021 unter https://www.mdpi.com/2072-6643/8/8/483

Huber, H., Sproten, R. & Simon, M. C.: Probiotics for the mind: how gut bacteria can affect our mental health. *Ernaehrungs Umschau* 68(3), S. 44–52. doi: 10.4455/eu.2021.010

Kasper, H. & Burghardt, W. (2014). *Ernährungsmedizin und Diätetik.* 12. Auflage. Urban & Fischer.

Kerschner, B. (2021). *Vitamin C bei Erkältungen so gut wie nutzlos*. Zugriff am 25. Juli 2021 unter https://www.medizin-transparent.at/vitamin-c-beinahe-nutzlos-gegen-erkaltungen/

Lackner, S., Mörkl, S. & Holasek, S. (2021). Wie Polyphenole auf Stimmung und Psyche wirken – Ein Erklärungsansatz für die psychogene Wirkung der pflanzenbetonten Kost. *Ernährung aktuell* 2, S. 16–18.

Lang, U. E., Beglinger, C., Schweinfurth, N., Walter, M. & Borgwardt, S. (2015). Nutritional aspects of depression. *Cell Physiol Biochem* 37(3), S. 1029–1043. Zugriff am 11. Oktober 2021 unter https://www.karger.com/Article/FullText/430229

Lintner, P. F. & Frey, R. (2018). Darm-Mikrobiota und Major Depression. *CliniCum neuropsy* 3/18. Zugriff am 16. September 2021 unter https://oegpb.at/2018/07/23/darm-mikrobiota-und-major-depression/

Meixner, J. (2020). *Wirkung nicht belegt: Tryptophan gegen Depression*. Zugriff am 19. Juni 2021 unter https://www.medizin-transparent.at/tryptophan-depression/

Naidoo, U. (2020). *This is your brain on food*. Little, Brown Spark.

Nowotny, M., Kern, D., Breyer, E., Bengough, T. & Griebler, R. (Hrsg.) (2019). *Depressionsbericht Österreich. Eine interdisziplinäre und multiperspektivische Bestandsaufnahme.* Bundesministerium für Arbeit, Soziales, Gesundheit und Konsumentenschutz.

Österreichische Gesellschaft für Ernährung (ÖGE) (2018). *Fette*. Zuletzt abgerufen am 24. November 2021 unter https://www.oege.at/bildung-information/nahrungsinhaltstoffe-fette/

Österreichische Gesellschaft für Ernährung (2021). *Probiotika, Präbiotika, Synbiotika.* Zugriff am 16. September 2021 unter https://www.oege.at/uncategorized/probiotika/

Reichel, M. (2021). *Psychische Belastung in Österreich durch Corona stark gestiegen*. Zugriff am 2. April 2021 unter https://www.diepresse.com/5950084/psychische-belastung-in-osterreich-durch-corona-stark-gestiegen

Rudzki, L., Ostrowska, L., Pawlak, D., Małus, A., Pawlak, K., Waszkiewicz, N. & Szulc, A. (2019). Probiotic Lactobacillus Plantarum 299v decreases kynurenine concentration and improves cognitive functions in patients with major depression: A double-blind, randomized, placebo controlled study. *Psychoneuroendocrinology* 100, S. 213–222. doi: 10.1016/j.psyneuen.2018.10.010.

Sánchez-Villegas, A., Verberne, L., De Irala, J., Ruíz-Canela, M., Toledo, E., Serra-Majem, L., & Martínez-González, M. A. (2011). Dietary fat intake and the risk of depression. *PLoS One* 6(1): e16268. doi: 10.1371/journal.pone.0016268, https://www.ncbi.nlm.nih.gov/pmc/articles/PMC3027671/

Schemann, M. (2019). Enterales Nervensystem. Pawlow im Darm. *Jem* 21, S. 28–29.

Schlossparkklinik Dirmstein. (2020). *Glückshormone – gibt es sowas überhaupt?* Zugriff am 23. September 2021 unter https://www.schlosspark-klinik-dirmstein.de/glueckshormone-gibts-das-ueberhaupt/

Tlach, L., Liebherz, S., Dirmaier, J. & Härter, M. (2021). *Infomaterial Depressionen*. Zugriff am 29. Juni 2021 unter https://psychenet.de/de/psychische-gesundheit/informationen/depressionen.html

Verband der Diätologen Österreich, Arbeitskreis Ernährungstherapie in der Psychiatrie (Hrsg.) (2021). *Ernährungstherapie bei Depression*. Flyer.

WHO Europa (o. J.). *Definition einer Depression*. Zugriff am 23. März 2021 unter https://www.euro.who.int/de/health-topics/noncommunicable-diseases/mental-health/news/news/2012/10/depression-in-europe/depression-definition

Wipplinger, J. (2015). *Raus aus dem Tief mit Johanniskraut?* Zugriff am 26. Juni 2021 unter https://www.medizin-transparent.at/raus-aus-dem-tief-mit-johanniskraut/

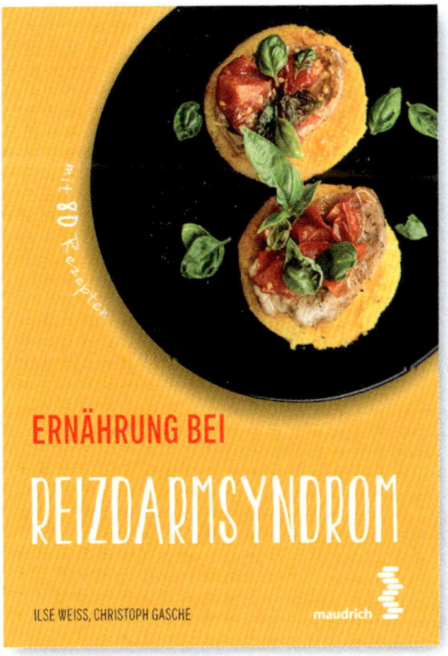

Ilse Weiß, Christoph Gasche

Ernährung bei Reizdarmsyndrom

maudrich.gesund essen

Nahrung für einen beruhigten Darm
Was tun, wenn der Darm gereizt ist und Untersuchungen kein Ergebnis bringen? Dieses Buch gibt Antworten: Die medizinischen Hintergrundinfos helfen dabei, unsere Verdauung zu verstehen und die Symptome richtig zu deuten. Anhand der wissenschaftlich getesteten FODMAP-armen Diät wird nachvollziehbar aufgezeigt, wie sich viele Ernährungsfallen vermeiden lassen und Beschwerden gelindert werden können. Damit Ihre Lebensqualität wieder steigt!

Ihr Plus

- 80 abwechslungsreiche Rezepte
- Die FODMAP-arme Diät Schritt für Schritt
- Übersichten zu den wichtigsten Lebensmittel-Inhaltsstoffen
- Neueste medizinische Erkenntnisse verständlich beschrieben
- Mit gratis Einkaufslisten-App

maudrich 2017
2. Auflage, 144 Seiten,
durchgehend 4-farbig,
Klappenbroschur
EUR (A) 16,90
EUR (D) 16,40
sFr 21,70 UVP
ISBN 978-3-99002-064-7

hältlich im Buchhandel und auf
cultas.at

maudrich

maudrich ganzheitlich

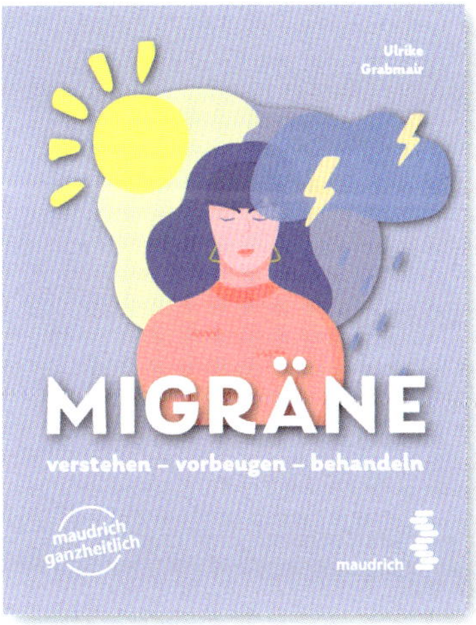

Ulrike Grabmair

Migräne

verstehen – vorbeugen – behandeln

„Tausche Kopfgewitter gegen Lebensfreude!"

Mit Migräne geht ein hoher Leidensdruck einher. Der vorliegende Ratgeber will diesen lindern und gibt eine Anleitung zur nicht-medikamentösen Selbsthilfe. Die Autorin – selbst Migränebetroffene – legt dabei einen besonderen Schwerpunkt auf mentales Training und zeigt Strategien auf, wie man aus dem Stress-Schmerz-Kreislauf herausfinden kann, hin zu mehr Zuversicht und Lebensfreude.

- Migräne-Auslöser verstehen und mit Akzeptanz und Achtsamkeit zu besserer Lebensqualität gelangen
- Präventive Maßnahmen und Schmerzlinderung bei akuten Migräneattacken
- Mit Beiträgen über TCM-Ernährung und Bewegung
- Großer Mentaltraining-Praxisteil mit Übungen und Erfahrungsberichten

maudrich 2020
184 Seiten, durchgehend 4-farbig, Klappenbroschur
EUR (A) 19,90
EUR (D) 19,40
sFr 24,90 UVP
ISBN 978-3-99002-113-2

rhältlich im Buchhandel und auf
acultas.at

maudrich